한평생 온 가족 건강을 위하여

심장병 예방과 치료요양식

(완벽한 사진해설! 이론과 실천요령 총망라!)

현대건강연구회 편

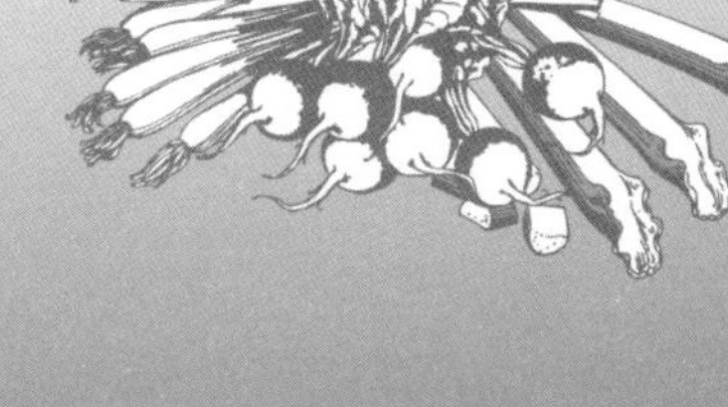

太乙出版社

머 리 말

　심장병이라고 해도 여러가지이다. 선천성 심장 질환, 류마치스열과 그에 의해 일어나는 판막증, 원인이 분명치 않은 심근증, 바이러스에 의해 일어나는 심근염 등인데 모두 그렇게 흔한 질환은 아니다. 심장병의 대부분이 허혈성 심장질환이라고 불리우는 성인병이다. 이 질환이 얼마나 위험한 것인가는 사망 원인 수위를 차지하고 있는 것을 보면 알 수 있다. 사망까지는 이르지 않아도 심근경색 협심증 그 외 심부전이나 부정맥의 형으로 중년 이후의 생활에 육체적으로나 정신적으로 여러 가지 피해와 불안을 주고 있다.

　그 원인은 동맥경화이다. 심장의 근육에 영양을 공급하는 관동맥에도 연령과 함께 동맥경화성 변화가 진행되어 끝내는 그 내공의 협착이나 폐쇄를 일으켜 심근에 이상을 일으키기 때문에 허혈성 심장질환이 되는 것이다. 이런 변화를 일으키기 쉬운데는 유전적인 소질의 차이가 있으나 특수한 조건으로써 당뇨병, 고지혈증, 고뇨산혈증, 고혈압, 비만, 흡연, 운동부족,정신적 스트레스 등이 이 질환을 일으키기 쉽다는 것이 알려져 있다. 그 하나 하나가 식사와 중요한 관련을 맺고 있는 것이다.

　중년 이후의 사람은 허혈성 심장질환 예비군이다. 일단 이 질환에 걸린 사람은 더욱 악화되거나 재발되기 쉬우므로 식사에 관해서는 가족이 전체적으로 주의해야 하는 것이다.

♣차　례♣

□의사와 영양 관리사가 말하는

심장병 치료와 식사 ………………………………………………… 173

심장병을 이해하고 치료하기 위해서 ……………………………… 174

영양사의 어드바이스 ………………………………………………… 185

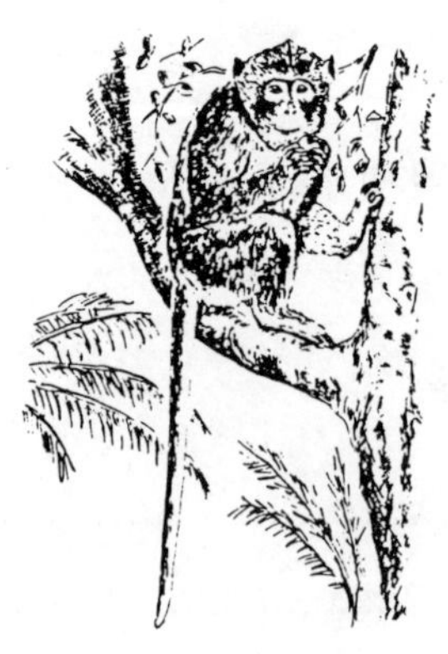

꼭 지켜야 할 식사의 포인트

□식사에 관한 주의는 질환의 종류, 증상에 따라 다르다

심장병의 식이 요법은 (1) 그 심장병을 일으킨 요인(예를 들면 동맥경화) 또는 일으키기 쉬운 악조건(예를 들면 당뇨병, 고콜레스테롤혈증, 고혈압 등)에 대한 것 (2) 일어난 증상(예를 들면 심부전)에 대한 것이 두 가지이다.

동맥경화성 심장병은 동맥경화에 대한 식사에 주의가 필요하고 고혈압인 사람은 그 나름대로의 주의가 필요하다. 심부전이 있는 사람도 마찬가지이다. 반대로 그 가능성이 없는 사람이 식사에 지나친 제한을 하는 것도 부질없는 일이다. 환자에 따라 중점을 두어야 할 부분이 다르기 때문이다.

□식염의 과식은 물을 찾게 하고 심부전을 악화시킨다

심부전은 알기 쉽게 말하자면 "울혈"이다. 수분이 몸 속에 쌓이는 것이다. 식염은 염화나트륨인데 이 나트륨은 물을 끌어들여 울혈을 일으키기 쉽다. 심부전이 일어날 듯한 사람은 증상에 따라 하루의 식염 섭취량을 10g에서 3g 정도로 억제할 필요가 있다. 물론 음료로써 취하는 물의 양도 1일 1ℓ 이하로 제한할 필요가 있는 경우도 있다.

고혈압은 허혈성 심장질환이나 고혈압성 심장질환의 악조건이 되기도

하고 직접적인 원인이 되기도 한다. 그 고혈압에 있어서도 식염의 제한이 중요하다.

이뇨제, 항압제를 사용하면 혈액중의 칼륨이 부족해 지고 부정맥이 되는 경우가 있다. 칼륨을 보충하는 약도 있으나 식사하는 쪽에서도 야채나 쥬스 등을 듬뿍 섭취하여 칼륨을 보충하도록 한다.

□비만은 모든 악의 근원이다

비만은 그것만으로도 허혈성 심장질환을 일으키기 쉬운 경향이 있으나 당뇨병,고지혈증 고혈압의 소질이 있는 사람은 그런 질환을 악화시켜 그 때문에 허혈성 심장질환이 나빠지기 쉬워진다. 운동량과의 밸런스 문제도 있으나 이상 체중에서 벗어나지 않도록 에너지 조정이 필요하다.

체중이 지나치게 나가면 몸을 움직이는데 그만큼 많은 에너지가 필요해 지고 심부전이나 협심증 가능성이 있는 사람에게는 불리하다. 그 때문에 또다시 운동이 부족해져 더 살이 찌는 악순환에 빠지는 것이다.

□단백질 확보가 필요하다

심부전이 있으면 식욕이 떨어져 단백질의 섭취량이 필요량을 밑돌아 더욱 영양 흡수도 나빠지고 단백질 부족이 될 위험이 있다. 단백질이 부족하면 심근의 신진대사도 나빠지고 심장병도 더 심해질지 모른다. 또 이뇨가 잘 안되어 심부전도 잘 낫지 않는다. 기호에 따라 유효하게 단백질을 섭취할 수 있도록 조리 연구가 필요하다.

□1회의 음료에는 주의가 필요하다

식후의 시간대는 심장병을 불안전하게 한다. 협심증, 심근경색, 부정맥, 심부전 등의 발작을 일으키기도 하고 나빠지기도 하는 일이 있다. 양의 8할 정도의 식사를 하는 것는 물론 아침 식사 후 30분 이상 지난 뒤 출근하도록 한다. 또 너무 찬 음료나 술이 계기가 되어 심장병 발작을 일으키는 경우가 있다.

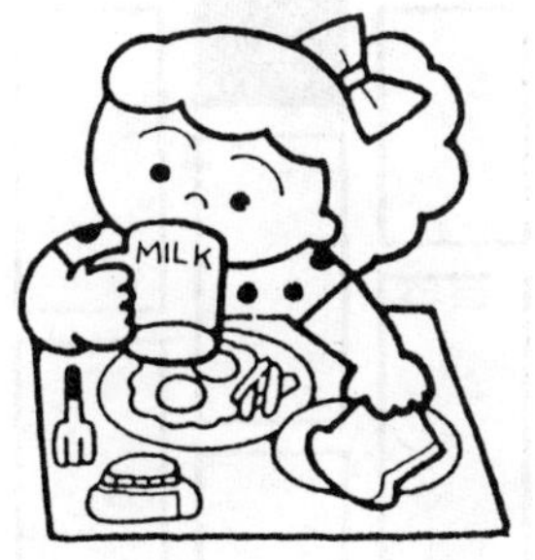

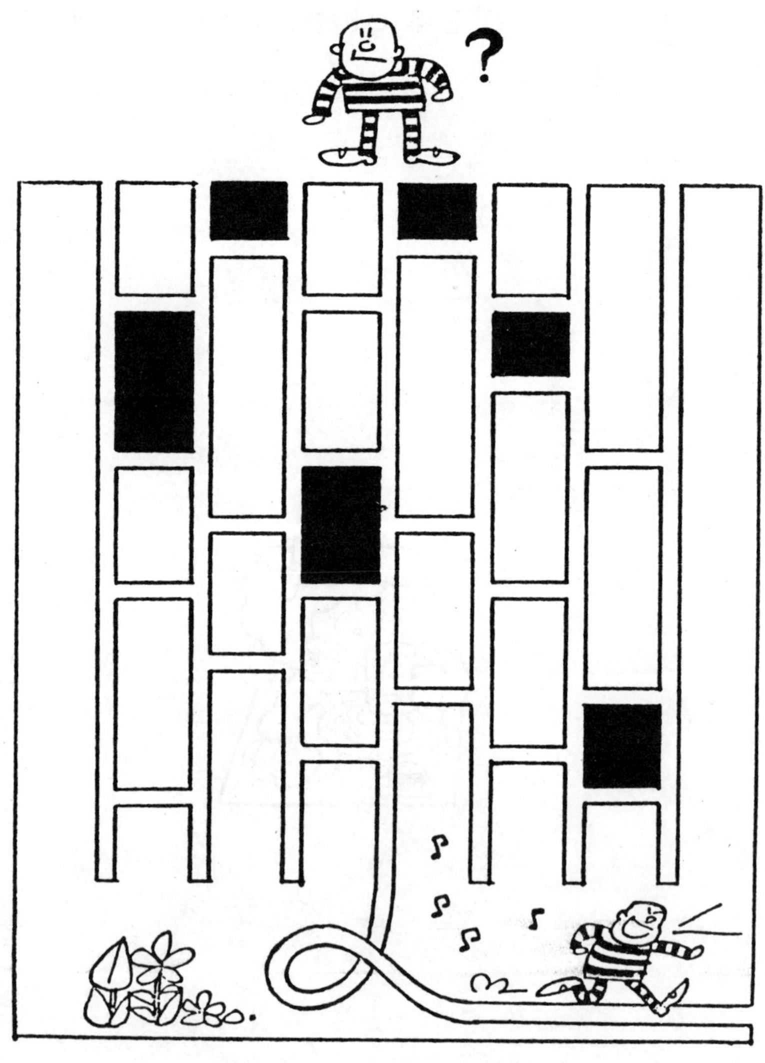

□심장병이 있는 사람을 위하여

밸런스 잡힌 사계절 식단

심장병이라고 하는 병을 갖고 있는 사람의 식사는 어떤 한 가지 요리를 식이 요법을 한다고 해서 효과를 기대할 수 있는 것은 아니다. 1일 3식의 에너지 염분양,동물성 지방 그외 단백질양이나 야채의 양을 토탈로 생각하여 매일 확실하게 실행해 갈 때 식이요법으로써의 효과를 발휘하는 것이다. 소개하는 20가지의 식단은 이런 생각을 기초로 만들어진 것이다.

각 식단의 1인분 1일의 에너지 단백질량, 염분양은 각 1800~2000kcal 70~80g, 8~10g을 일단 기준으로 했으나 각자 증상에 따라 또 연령 신장과 체중의 밸런스 하는 일의 성질이나 업무량, 운동량 등에 의해 달라진다 그러므로 각 개인의 상황에 따른 조정이 필요하다.

소개하는 요리는 심장에 이상이 없는 건강한 사람도 에너지를 조정하면 건강식으로써 밸런스 잡힌 좋은 식사이므로 가족과 함께 먹을 수 있도록 모두 4인분 분량으로 만들었다.

1인분의 식단과 매일의 식단 에너지, 단백질량, 염분량에는 다음 숫자를 기본으로 계산한 빵과 밥이 플러스 되어 있다.

		칼로리(kcal)	단백질량(g)	염분량(g)
밥	200g	296	5.2	0
	150g	222	3.1	0
토스트빵	90(g)	234	7.6	1.2
	80g	208	6.7	1
롤빵	80g(2개)	223	5.3	1
	40g(1개)	112	2.7	0.5
보리빵	100g	265	12.2	1.4
	80g	212	9.6	1.2

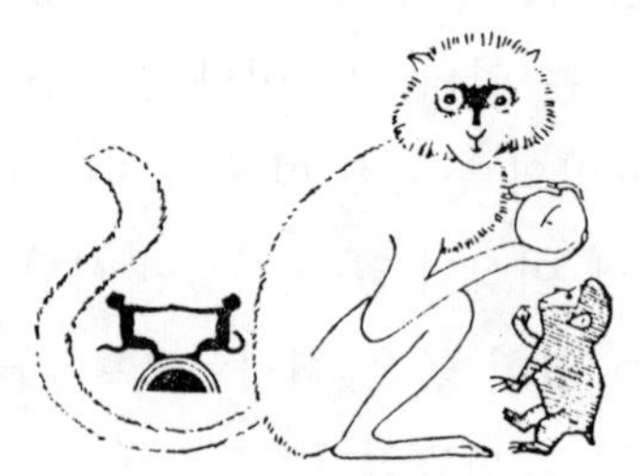

□생선을 사용하여──
봄철에 맞는 식단

〔**도미**〕 모양, 색, 맛의 3박자가 갖추어진 생선. 벚꽃이 필 무렵에 맛있다. 그 맛은 아미노산과 밸런스와 이노신산이 축적되기 쉬운 육질에서 오는 차이라고 한다.

- 1인분의 1일량 ─ 에너지 189kcal
  단백질량 84.6g
  필요량 8.9g

아침 식사

□시금치 그라탕

□무청 샐러드

□토스트빵(80g)

1인분의 • 에너지 527kcal
　　　 • 단백질량 24.5g
　　　 • 염분량 2.7g

점심 식사

□버섯 피라프

□야채 스프

□딸기 샐러드

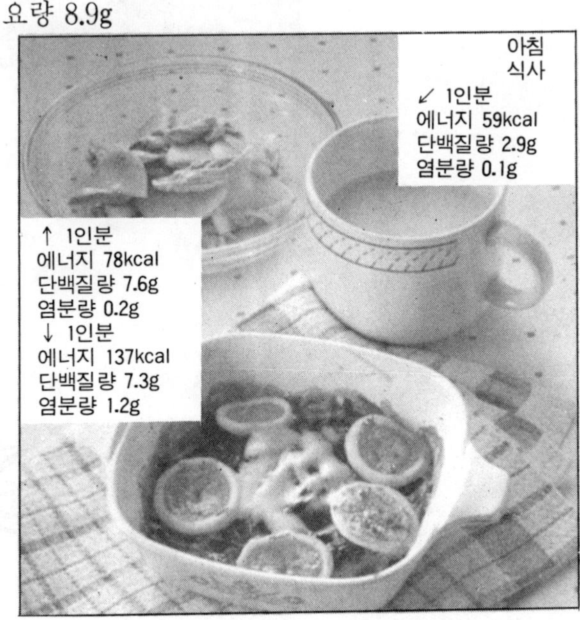

1인분의 • 에너지 584kcal
      • 단백질 21.8g
      • 염분량 2.7g

저녁 식사

- ☐ 삶은 도미
- ☐ 유부와 야채찜
- ☐ 유채 무침
- ☐ 귤 통조림
- ☐ 밥(200g)

1인분의 • 에너지 787kcal
      • 단백질량 38.3g
      • 염분량 3.5g

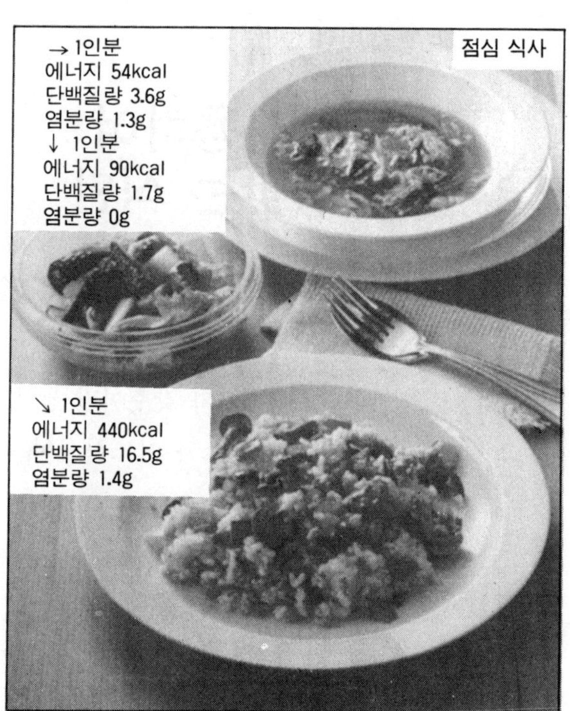

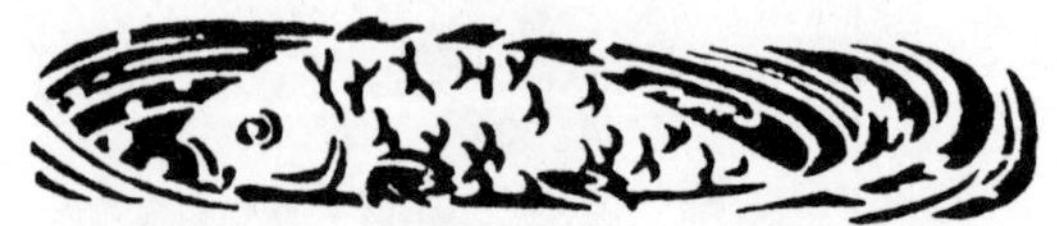

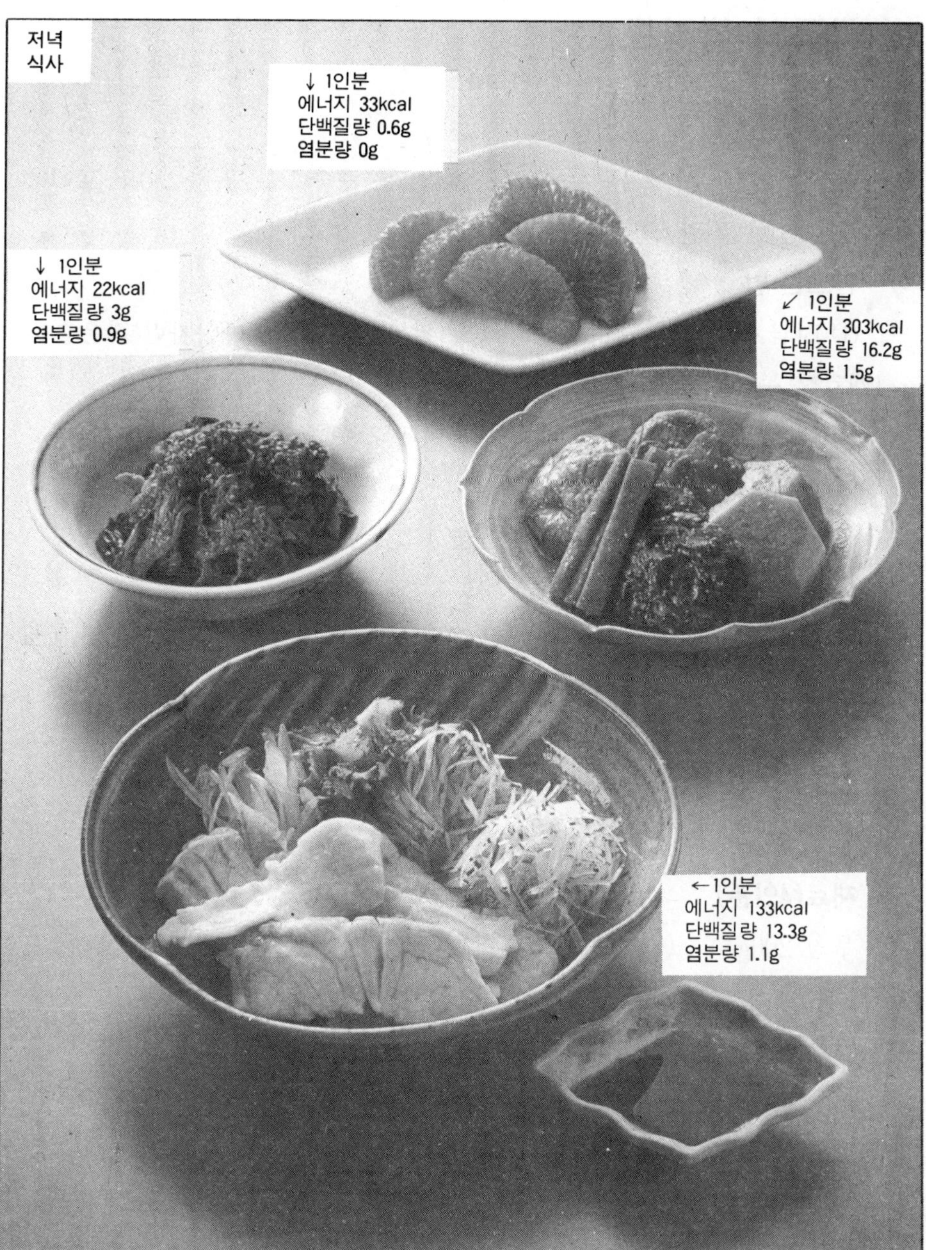

저녁
식사

↓ 1인분
에너지 33kcal
단백질량 0.6g
염분량 0g

↓ 1인분
에너지 22kcal
단백질량 3g
염분량 0.9g

↙ 1인분
에너지 303kcal
단백질량 16.2g
염분량 1.5g

←1인분
에너지 133kcal
단백질량 13.3g
염분량 1.1g

시금치 샐러드

재료(4인분)

시금치 300g, 마아가린 큰술 $1\frac{1}{3}$, 밀가루 큰술 $1\frac{1}{3}$, 우유 250cc, 로리에 2장, 삶은 계란 2개, 조미료=소금, 후추.

만드는 법

① 시금치는 살짝 데쳐 세 번 정도 썰고 물기를 짜 마아가린 작은술 1개로 볶는다.

② 냄비에 마아가린 큰술 1개를 녹여 밀가루를 넣어 잘 볶아 우유를 넣어 잘 섞는다.

③ 끓으면 불을 줄이고 소금 작은술 4개, 후추 조금을 뿌리고 로리에를 넣어 걸죽해질 때까지 끓인다.

④ 시금치와 ③을 섞어 마아가린 조금을 바른 내열 용기에 담고 얇게 썬 삶을 계란을 얹어 약 200℃ 오븐에서 15~20분간 굽는다.

무청 샐러드

재료(4인분)

무청 200g, 닭고기 가슴살 120g, 샐러드 기름 큰술 $1\frac{1}{3}$, 조미료=소금, 후추, 식초.

만드는 법

① 무청은 반달 모양으로 얇게 썰어 소금 작은술 1개를 뿌려 숨을 죽인 뒤 국물을 짜낸다.

② 닭고기는 끓는 물에 살짝 데쳐 찢는다. ③ 후추 조금, 식초 작은술

2개, 샐러드 기름을 섞어 드레싱을 만들어 ①과 ②를 무친다.

밀크티

재료(4인분)

우유 2컵, 홍차 적당히.

버섯 피라프

재료(4인분)

밥 800g, 에슈룸(통조림) 80g, 송이버섯 120g, 양파 80g, 당근 80g, 피망 60g, 마늘 1개, 소고기(지방이 없는 부분) 160g, 샐러드기름 큰술 2개, 레몬즙 큰술 $1\frac{1}{3}$, 조미료=소금, 후추, 간장.

만드는 법

① 양파, 당근은 1cm로 썬다. 피망은 씨를 빼고 마찬가지로 썰고, 마늘은 다진다. 소고기는 잘게 썬다.

② 메슈룸은 통조림에서 미리 얇게 썬다. 송이버섯은 자루를 떼고 썬다.

③ 냄비에 샐러드 기름을 넣어 달구어 마늘을 넣어 볶고 야채를 넣어 조금 더 볶다가 밥을 넣어 볶고 소금 작은술 3개, 후추 조금, 간장 작은술 2개, 레몬즙으로 조미한다.

야채 스프

재료(4인분)

양상치 2장, 양파 40g, 인스턴트 스프 2개, 계란 2개, 조미료＝후추.

만드는 법

① 양상치는 적당한 크기로 찢고 양파는 얇게 썬다.

② 냄비에 물 $2\frac{2}{3}$ 컵을 넣어 인스턴트 스프를 녹이고 양파를 넣어 끓으면 후추를 넣는다.

③ 계란을 풀어 넣는다. 양상치를 넣어 한소끔 끓인다.

딸기 샐러드

재료(4인분)

딸기 480g, 땅두릅 120g, 레터스 160g, 드레싱＝레몬즙 큰술 $1\frac{1}{3}$, 후추 조금, 샐러드기름 큰술 $1\frac{1}{2}$, 조미료＝식초.

만드는 법

① 딸기는 세로로 썬다. 땅두릅은 나박썰기 하여 식초를 조금 넣은 물에 담구어 우려낸 뒤 꺼내 물기를 없앤다. 레터스는 손으로 적당히 찢는다.

② 드레싱에 재료를 섞어 ①의 야채를 무친다.

삶은 도미

재료(4인분)

도미(중간 크기) 280g, 녹말가루 큰술 4, 레디시 8개, 오이 120g, 새순 40g, 김 80g, 감귤류 즙 큰술 $1\frac{1}{3}$, 조미료＝소금, 술, 후추.

만드는 법

① 도미는 크게 토막내 소금 작은술 1개, 술 큰술 $1\frac{1}{3}$, 녹말가루를 입혀 끓는 물에 살짝 삶아 냉수에 담구었다가 물기를 제거한다.

② 레디시 오이, 새순을 채썬다. 김은 큼직하게 자른다.

③ 그릇에 도미를 담고 야채와 해조를 곁들인다. 간장 큰술 1개와 감귤류 즙을 섞어 곁들인다.

유부와 야채 조림

재료(4인분)

한입 크기로 썬 유부 8개, 마른 표고버섯 8장, 참마 4개, 당근 200g, 청대완두 40g, 육수 $2\frac{2}{3}$ 컵, 된장 큰술 4, 조미료＝술, 설탕.

만드는 법

① 유부는 끓는 물을 부어 기름기를 뺀다.

② 마른 표고버섯은 물에 불려 손질한다. 참마는 껍질을 벗겨 반으로 썰어 삶는다. 당근은 얇게 껍질을 벗겨 단단하게 삶는다. 청대완두는 심을 제거하고 살짝 데쳐 반으로 썬다.

③ 냄비에 육수와 술 큰술 4개, 설탕 큰술 $2\frac{2}{3}$에 된장을 넣고 당근 청대완두 이외의 재료를 넣어 불에 올린다.

④ 끓으면 불을 줄이고 약 10분간 조린 뒤 당근을 넣고 또 약 5분간 조려 맛이 어우러지게 한다.

⑤ 그릇에 담고 청대 완두를 곁들인다.

유채 무침

재료(4인분)

유채 240g, 육수 큰술 $2\frac{2}{3}$, 겨자 작은술 2, 조미료=간장.

만드는 법

① 유채는 단단한 부분을 잘라내고 끓는 물에 데쳐 물기를 없앤뒤 먹기 좋은 크기로 썬다.

② 육수,간장 큰술 $1\frac{1}{3}$ 에 겨자를 섞어 유채를 무친다.

귤

재료(4인분)

귤, 통조림 2개.

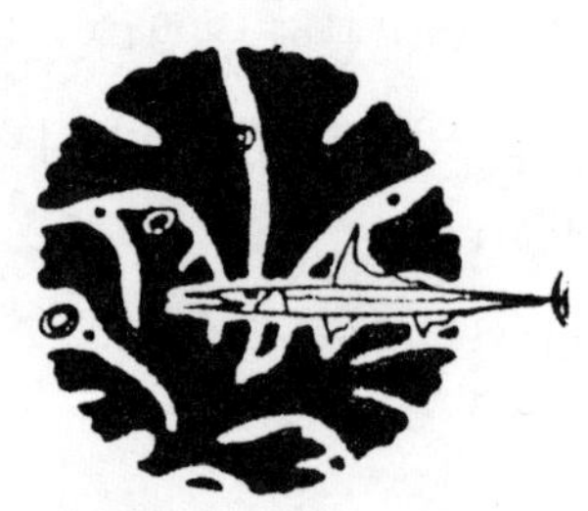

□생선을 사용하여——
여름철에 맞는 식단

〔**가다랭이**〕 초여름부터 가을까지 성수기. 단백질 함유량이 많고 비타민 B군과 비타민 D도 풍부하게 함유되어 있다. 적당하게 물이 오른 여름철에 맛이 있다.

1인분 1일 량——에너지 1860kcal

　　　　　　　단백질량 86.1g

　　　　　　　염분량 8.5g

아침식사

□슈아 낸 채소 조림

□납두 무침

□계란 된장국

□밥(200 g)

1인분 ● 에너지 604kcal

　　　 ● 단백질량 26.6g

　　　 ● 염분량 3.1g

점심 식사

□토스트 샌드위치

□후르츠 칵테일

□카페오레

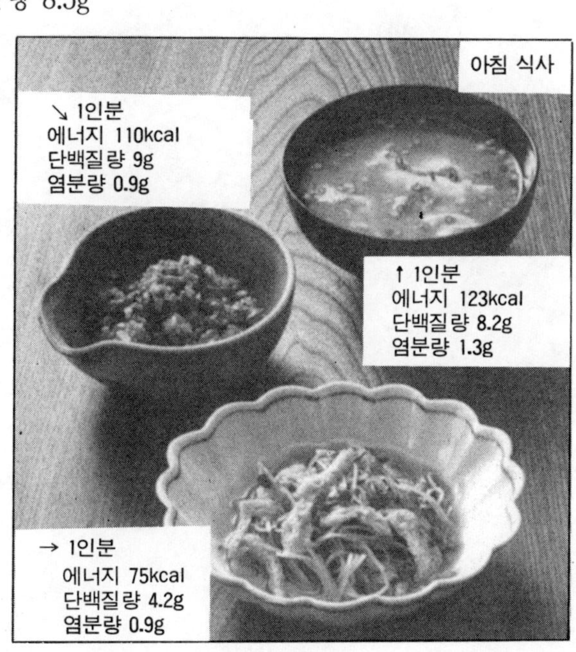

1인분　• 에너지　587kcal
　　　　• 단백질　24.8g
　　　　• 염분량　1.5g

저녁 식사

☐ 가다랭이 구이

☐ 아스파라가스 조림

☐ 감자 샐러드

☐ 엷은 야채 조림

1인분　• 에너지　669kcal
　　　　• 단백질량　34.7g
　　　　• 염분량　3.9g

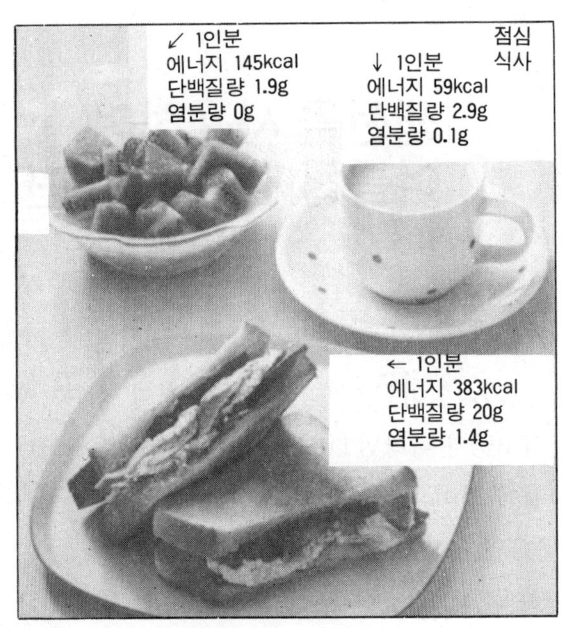

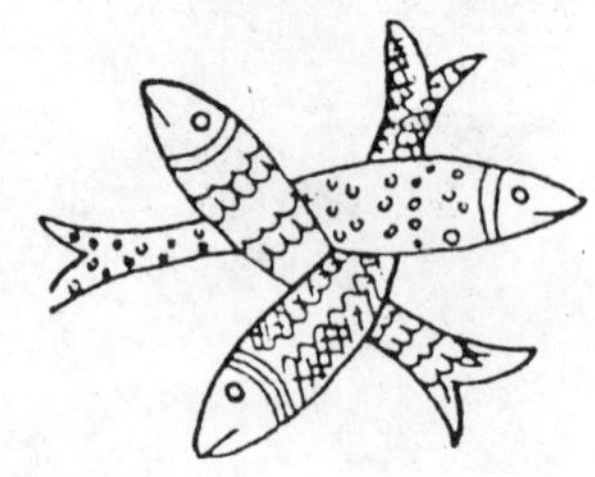

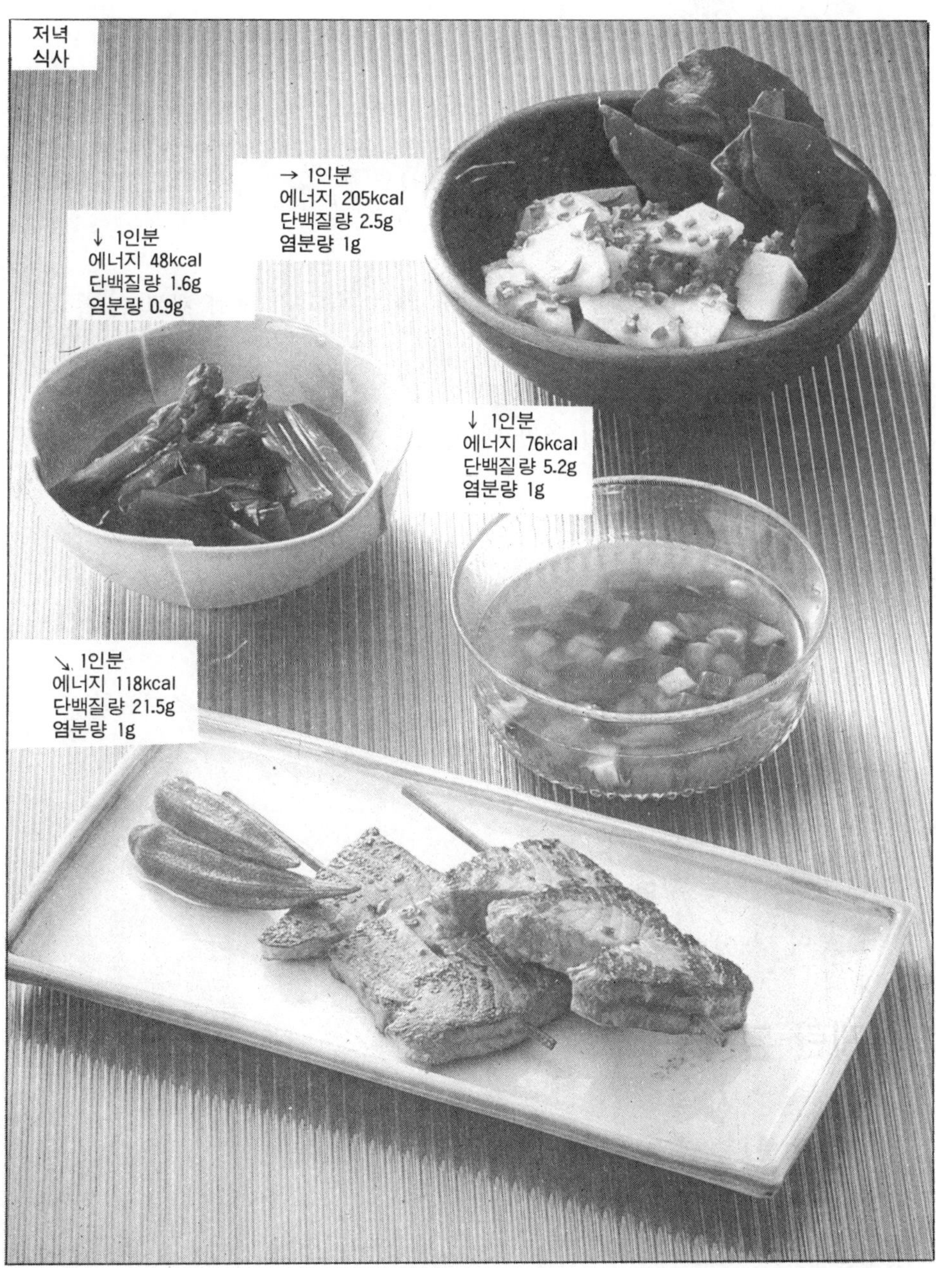

저녁
식사

→ 1인분
에너지 205kcal
단백질량 2.5g
염분량 1g

↓ 1인분
에너지 48kcal
단백질량 1.6g
염분량 0.9g

↓ 1인분
에너지 76kcal
단백질량 5.2g
염분량 1g

↘ 1인분
에너지 118kcal
단백질량 21.5g
염분량 1g

솎아 낸 채소 조림

재료(4인분)
솎아 낸 채소 400g, 유부 40g, 육수 $1\frac{1}{3}$, 조미료＝간장, 맛술.

만드는 법
① 유부는 끓는 물을 부어 기름기를 빼 반으로 가른 뒤 채썬다. 솎아 낸 채소는 뿌리를 제거한다.

② 냄비에 육수,간장 큰술 $1\frac{1}{3}$, 맛술 큰술 $1\frac{1}{3}$ 을 섞어 끓이다가 유부를 넣고 2~3분간 끓인 뒤 솎아 낸 채소를 넣어 살짝 조린다.

납두 무침

재료(4인분)
납두 200g, 오이 40g, 당근 40g, 파 40g, 겨자 작은술 2, 조미료＝간장.

만드는 법
① 오이, 당근 파는 채썬다.

② 납두를 칼로 찧어 겨자와 간장 큰술 $1\frac{1}{3}$ 을 넣어 섞는다.

③ 오이, 당근,파를 넣어 무친다.

계란 된장국

재료(4인분)
계란 4개, 큰 파 40g, 육수 3컵, 된장 큰술 4.

만드는 법

① 큰 산파는 잘게 썬다. 냄비에 육수를 넣고 된장을 푼다.

② 계란을 풀어 넣고 반숙이 되면 그릇에 담아 내고 큰 산파를 곁들인다.

토스트 샌드위치

재료(4인분)

토스트빵 8장, 마아가린 큰술 2, 닭고기(껍질제거) 200g, 토마토 1개, 샐러드 야채 4장, 커티지 치즈 80g, 조미료=후추.

만드는 법

① 빵은 구워 마아가린을 바른다.

② 닭고기는 삶아 얇게 썰어 후추를 조금 뿌리고 토마토는 얇게 썰어 둔다.

③ 빵에 샐러드 야채를 깔고 커티지치즈, 닭고기, 토마토를 얹고 그 위에 1장의 빵으로 덮어 먹기 좋게 자른다.

후루츠 칵테일

재료(4인분)

키위 280g, 오렌지 280g, 수박 320g, 시럽=얼음 큰 것 4개, 설탕 큰술 4개, 흰 포도주 큰술 4 , 민트 잎(있으면) 조금.

만드는 법

① 키위는 껍질을 벗기고 한 입 크기로 썬다. 오렌지도 껍질을 벗기고

얇은 껍질을 제거해서 한 입 크기로 썰고, 수박도 껍질을 벗겨 한 입 크기로 썰어 씨를 뺀다.

② 냄비에 시럽용의 물과 설탕을 넣고 따뜻하게 해서 녹여 백포도주를 넣고 차게 식힌다. 과일에 시럽을 끼얹고 준비된 민트 잎을 장식한다.

카페오레

재료(4인분)

우유 2컵, 커피 적당히.

가다랭이 구이

재료(4인분)

가다랭이(중간 것) 320g, 에샬롯(다진 것) 큰술 2개, 오크라 8개, 조미료＝간장, 술, 소금.

만드는 법

① 가다랭이는 작게 썬다. 에샬롯에 간장 큰술 $1\frac{1}{3}$, 술 큰술 $1\frac{1}{3}$을 섞어 가다랭이를 재워 약 10분간 둔다.

② 가다랭이를 꼬챙이에 끼워 석쇠에서 굽는다.

③ 오크라는 소금을 조금 뿌려 잘 씻어 끓는 물에 넣어 데친다.

④ 그릇에 가다랭이를 담고 오크라를 곁들인다.

아스파라가스 조림

재료(4인분)

그린 아스파라가스 12개, 생미역 40g, 국물=육수 2컵, 간장 큰술 1개, 술 큰술 4, 맛술 큰술 2개.

만드는 법

① 아스파라가스는 뿌리의 단단한 부분을 제거하고 2~3개로 자른다.

② 생미역은 물로 잘 씻어 약 2cm 폭으로 썬다.

③ 냄비에 국물 재료를 넣고 끓여, 끓어 오르면 아스파라가스를 넣고 3~4분간 조려 생미역을 넣고 2~3분간 더 조린다.

감자 샐러드

재료(4인분)

감자 400g, 피망 드레싱=피망 4개, 샐리드 기름 큰술4, 식초 큰술 2, 소금 작은술 2, 후추 조금, 샐러드 야채 8장, 조미료=소금, 후추, 식초.

만드는 법

① 감자는 껍질을 벗겨 한 입 크기로 썰어 삶아 젓가락이 들어갈 정도로 해서 국물을 따라내고 불을 끄고 물기를 없앤다.

② 뜨거울 때 소금 작은술 2, 후추 조금, 식초 큰술 $1\frac{1}{3}$ 개를 뿌려 밑간을 한다.

③ 피망은 씨를 빼고 다져 살짝 씻어 물기를 제거한다.

④ 피망과 다른 드레싱 재료를 섞어 드레싱을 만든다.

⑤ 감자가 식었으면 피망 드레싱을 넣어 섞는다.

⑥ 샐러드 야채를 곁들여 그릇에 담는다.

엷은 야채 조림

재료(4인분)

콩 160g, 당근 80g, 생표고버섯 4장, 육수 3컵, 녹말가루 큰술 $1\frac{1}{3}$, 조미료＝소금, 후추.

만드는 법

① 콩은 삶아 내고 당근은 1㎝로 깍뚝썰기 한다.

② 생표고버섯은 자루를 떼어내고 1㎝ 크기로 썬다.

③ 냄비에 육수를 넣고 당근을 넣어 불에 올리고 끓으면 불을 줄여 7~8분간 조린다.

④ 생표고버섯, 콩을 넣고 소금 작은술 2개와 간장 작은술 8개를 넣어 조미하고 2~3분간 더 조린다.

⑤ 녹말가루를 배의 물로 녹여 넣어 걸죽해 지면 식힌다.

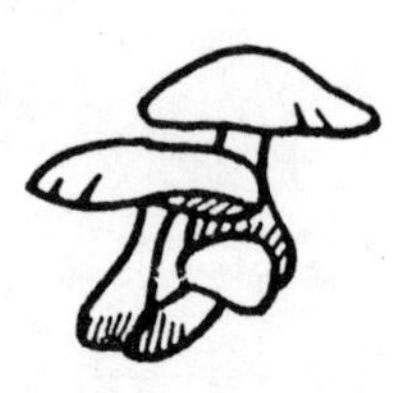

□생선을 사용하여──
가을철에 맞는 식단

〔꽁치〕가을이 물이 올라 맛있는 시기.10월에는 지방의 양이 20퍼센트나 된다. 영양적으로도 매우 우수한 생선이다.

1인분 1일량── • 에너지 1819kcal

　　　　　　• 단백질량 78.9g

　　　　　　• 염분량 7.2g

아침 식사

□튀긴 두부 구이

□무와 닭고기 된장 조림

□토란 된장국

□밥(200g)

1인분 • 에너지 620kcal

　　　• 단백질량 25.2g

　　　• 염분량 2.7g

점심 식사

□우동

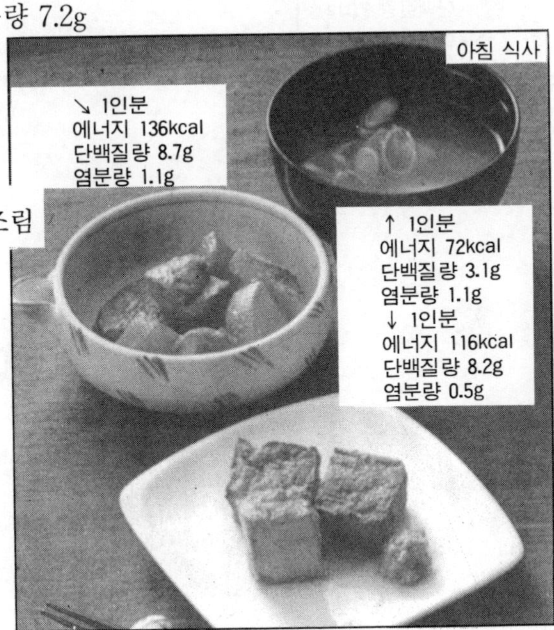

☐가지 구이

☐딸기를 넣은 우유 젤리

1인분 •에너지 468kcal
  •단백질량 26.6g
  •염분량 2.4g

저녁 식사

☐꽁치 구이

☐참마 식초 무침

☐순무의 변종과 송이버섯 무침

☐감

☐밥(200g)

1인분 •에너지 73kcal
  •단백질량 27.1g
  •염분량 2.1g

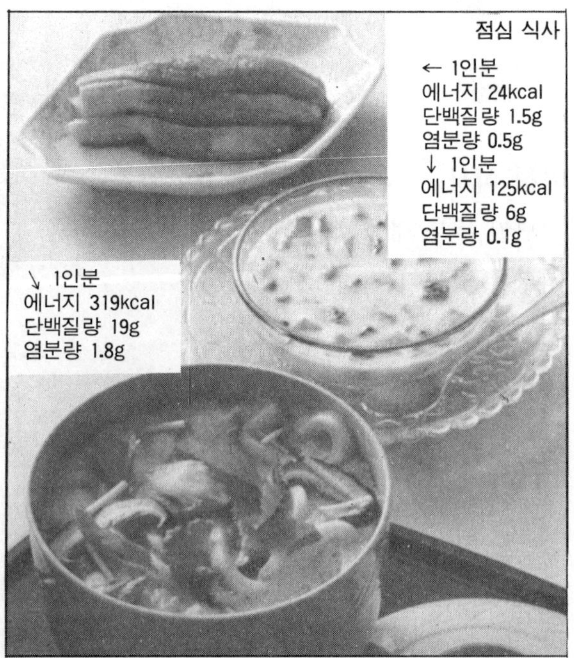

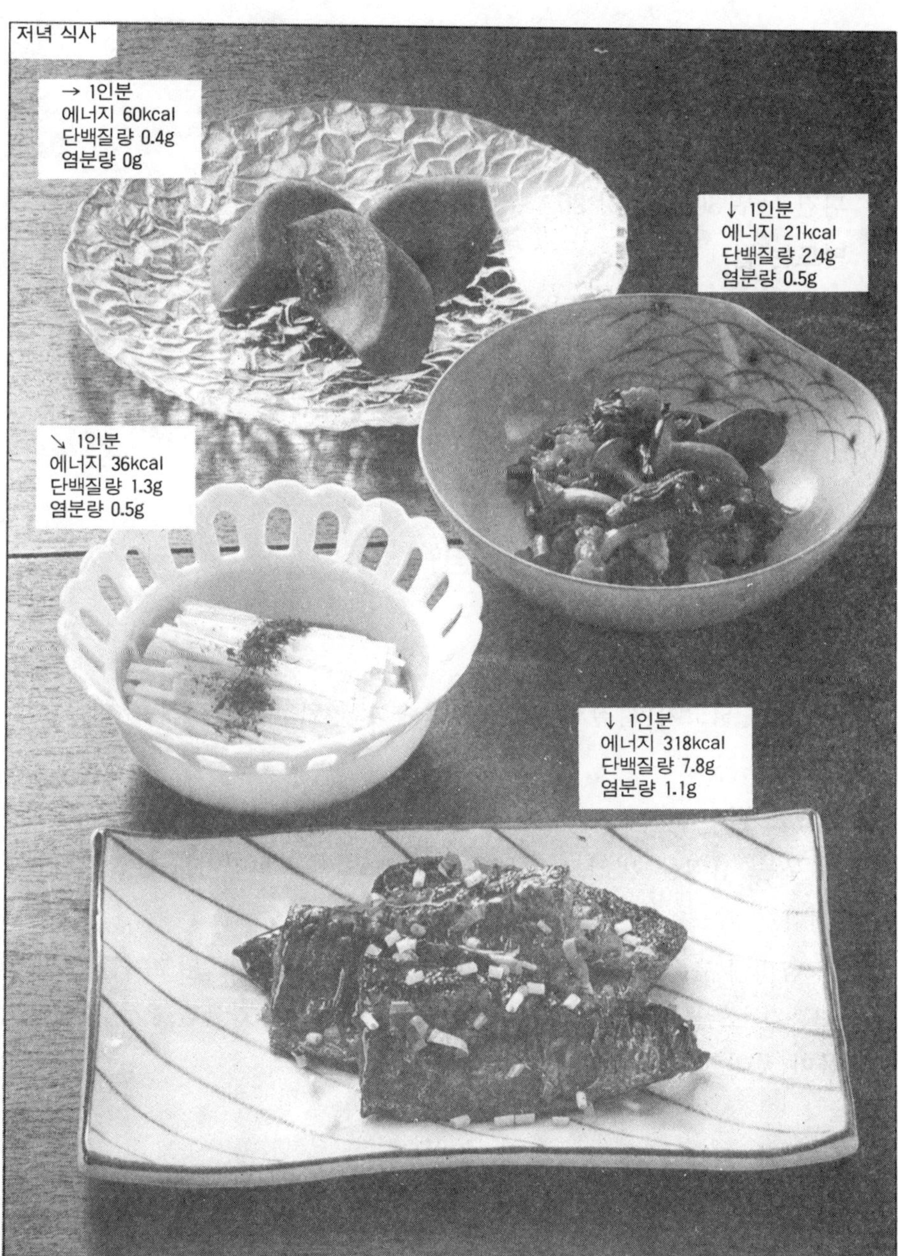
저녁 식사

→ 1인분
에너지 60kcal
단백질량 0.4g
염분량 0g

↓ 1인분
에너지 21kcal
단백질량 2.4g
염분량 0.5g

↘ 1인분
에너지 36kcal
단백질량 1.3g
염분량 0.5g

↓ 1인분
에너지 318kcal
단백질량 7.8g
염분량 1.1g

튀긴 두부 구이

재료(4인분)

튀긴 두부 300g, 생강 20g, 조미료=간장.

만드는 법

① 튀긴 두부는 끓는 물을 부어 기름을 빼고 먹기 좋은 크기로 썰고 생강은 간다.

② 튀긴 두부를 석쇠로 구워 간장 작은술 2개를 발라 그릇에 담고 생강을 곁들인다.

무와 닭고기 된장 조림

재료(4인분)

무 400g, 닭고기(껍질 없이) 80g, 육수 4컵, 된장 큰술 4개, 조미료= 설탕, 맛술.

만드는 법

① 무는 껍질을 벗기고 1~1.5cm 두께로 썰고 닭고기도 한 입 크기로 썬다.

② 냄비에 육수를 붓고 무를 넣어 7~8분간 끓이고 닭고기를 넣어 2~3분간 조린 다음 된장, 설탕, 큰술 $1\frac{1}{3}$, 맛술 작은술 2개를 넣어 국물이 적어질 때까지 약한 불로 조린다.

토란 된장국

재료(4인분)

토란 200g, 파 40g, 육수 4컵, 된장 큰술 4개.

만드는 법

① 토란은 껍질을 벗겨 작게 썬다. 파는 어슷썰기 한다.

② 냄비에 육수를 끓여 토란을 넣고 부드러워지면 된장을 풀고 파를 넣어 끓어 넘치기 직전에 불을 끈다.

우동

재료(4인분)

삶은 우동 800g, 계란 4개, 육수 3컵, 닭고기 120g, 생표고버섯 80g, 파드득 나물 조금, 당근 20g, 조미료=소금, 간장.

만드는 법

① 볼에 육수를 넣고 소금 작은술 4개,간장 작은술 2개를 넣어 조미하여 푼 계란을 넣어 잘 섞어 행주를 깐 그릇에 거른다.

② 닭고기 살은 잘게 찢는다. 생표고버섯은 자루를 떼어 채썬다. 파드득 나물은 2~3cm 길이로 썬다. 당근은 은행잎 모양으로 자른다. 우동은 살짝 삶아 둔다.

③ 그릇에 우동과 건더기(파드득 나물은 제외)를 넣고 ①의 국물을 듬뿍 붓는다.

④ 증기가 오른 찜통에 넣어 강한 불에서 약 2분간 계속하고 약한 불로 15~16분간 쪄 나무 젓가락으로 찔러 보아 맑은 국물이 올라오면 완성,국물이 탁하면 좀더 찐다.

⑤ 완성되면 파드득 나물을 넣는다.

가지 구이

재료(4인분)

가지 480g, 육수 큰술 $\frac{1}{3}$, 조미료=간장.

만드는 법

① 가지는 석쇠에 얹어 가스불에 뒤집어가면서 구워 뜨거울 때 껍질을 벗기고 꼭지를 따 4개 정도로 길게 찢어 그릇에 담는다.

② 육수와 간장 작은술 2개를 섞어 이것을 위에서 뿌린다.

딸기 넣은 우유 젤리

재료(4인분)

딸기 200g, 우유 2컵, 젤라틴 12g, 설탕 큰술 4개.

만드는 법

① 젤라틴은 물 큰술 2개에 넣어 풀어 둔다.

② 딸기는 5mm로 썰어 둔다.

③ 냄비에 우유를 넣고 설탕을 넣어 불에 얹어 설탕을 녹인 다음 불을 끄고 젤라틴을 넣는다.

④ 식으면 딸기를 넣고 그릇에 부어 얼린다.

꽁치 구이

재료(4인분)

꽁치(중간 것) 320g, 파드득 나물 조금, 밀가루 40g, 샐러드기름 큰술

2개, 조미 국물＝설탕 큰술 1개, 간장 큰술 2개, 맛술 큰술 1개.

만드는 법

① 꽁치는 머리와 배의 지느러미를 제거하고 세 토막으로 자른다.

② 파드득 나물은 잘게 썬다.

③ 꽁치에 밀가루를 묻혀 샐러드 기름을 뜨겁게 달군 후라이팬에 양면을 구워 낸다.

④ 조미 국물의 재료를 섞는다.

⑤ 후라이팬에 ④의 조미 국물을 넣어 끓이다가 꽁치를 넣고 후라이팬을 흔들면서 양면을 모두 굽는다.

⑥ 그릇에 꽁치를 담고 파드득 나물을 뿌린다.

참마 식초 무침

재료(4인분)

참마 200g, 식초물＝식초 큰술 $1\frac{1}{3}$, 간장 작은술 2개, 김 조금, 조미료 ＝식초.

만드는 법

① 참마는 껍질을 벗겨 채썰고 식초 조금을 넣은 물에 담구었다가 물기를 빼 그릇에 담는다.

② 식촛물을 섞어 참마에 뿌리고 김을 뿌린다.

순무 변종과 송이버섯 절임

재료(4인분)

순무 변종 240g, 송이버섯 80g, 국화꽃(말린 것) 80g, 육수 큰술 2개, 조미료＝식초, 간장.

만드는 법

① 순무 변종은 끓는 물에 데쳐 물에 헹구어 물기를 짜 3～4cm 길이로 썬다.

② 송이버섯은 자루를 떼고 잘게 잘라 살짝 데쳐 물기를 제거한다.

③ 국화는 식초를 조금 넣은 끓는 물에서 살짝 데쳐 물에 헹구었다가 물을 짠다.

④ 볼에 육수와 간장 작은술 2개를 섞어 순무 변종, 송이버섯, 국화를 넣어 무친다.

감

재료(4인분)

감 2개.

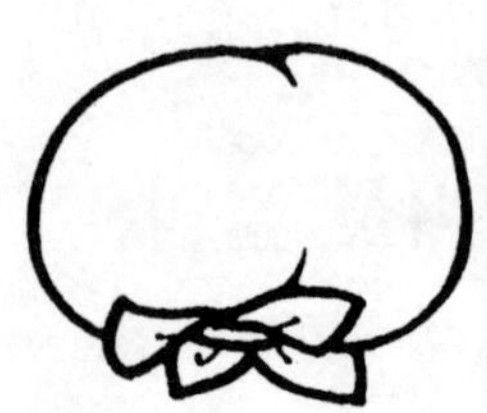

□생선을 사용하여—— 겨울철에 맞는 식단

〔**대구**〕흰살 생선으로 육질이 부드러워 으스러지기 쉽다. 맛은 담백하고 겨울이 제철이다.

- 1인분 1일량——에너지 1854kcal

  단백질량 83.5g

  염분량 8.9g

아침 식사

□두부를 넣은 스크램블 에그

□무 샐러드

□우유

□롤빵(80g)

1인분의 • 에너지 510kcal

  • 단백질량 26.3g

  • 염분량 2.5g

점심 식사

□산나물

□야채 튀김

□두부 된장국

1인분 • 에너지 695kcal

  • 단백질량 21.7g

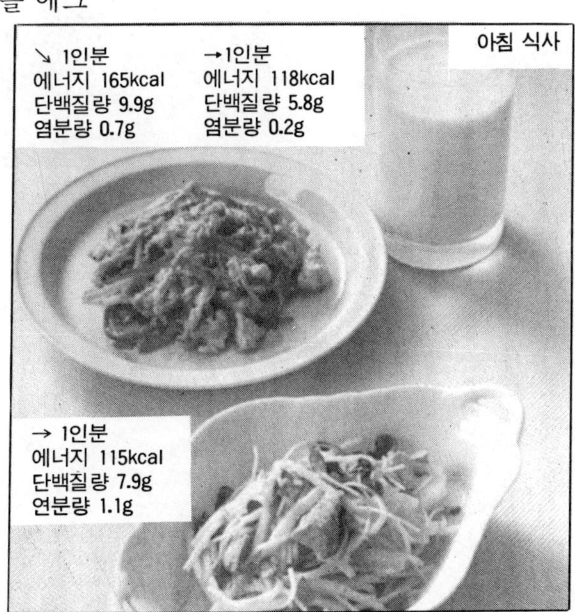

• 염분량 2.6g

저녁 식사
☐ 대구 중국식 찜
☐ 브로컬리 게맛살 무침
☐ 감자 된장국
☐ 사과
☐ 밥(200g)

1인분의 • 에너지 649kcal

　　　 • 단백질량 35.5g

　　　 • 염분량 3.8g

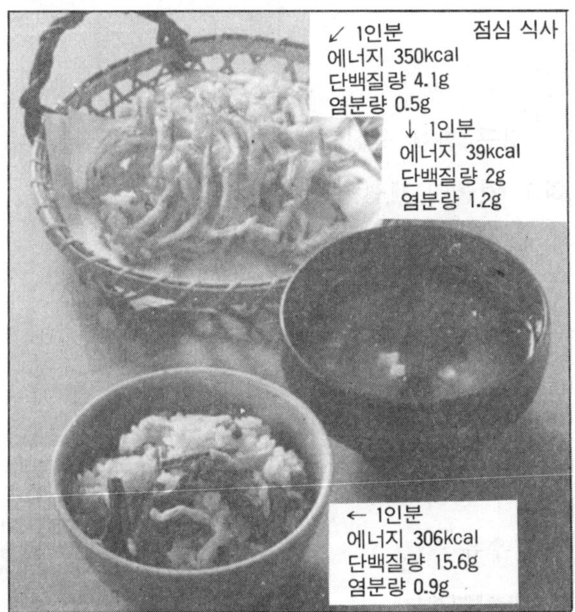

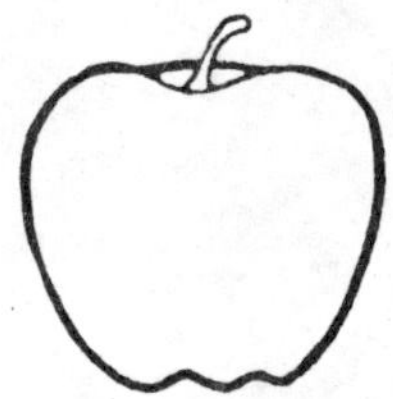

저녁 식사

→ 1인분
에너지 50kcal
단백질량 0.2g
염분량 0g

↓ 1인분
에너지 101kcal
단백질량 9.3g
염분량 1.5g

↓ 1인분
에너지 78kcal
단백질량 2.8g
염분량 1.2g

↖ 1인분
에너지 198kcal
단백질량 19.3g
염분량 1.1g

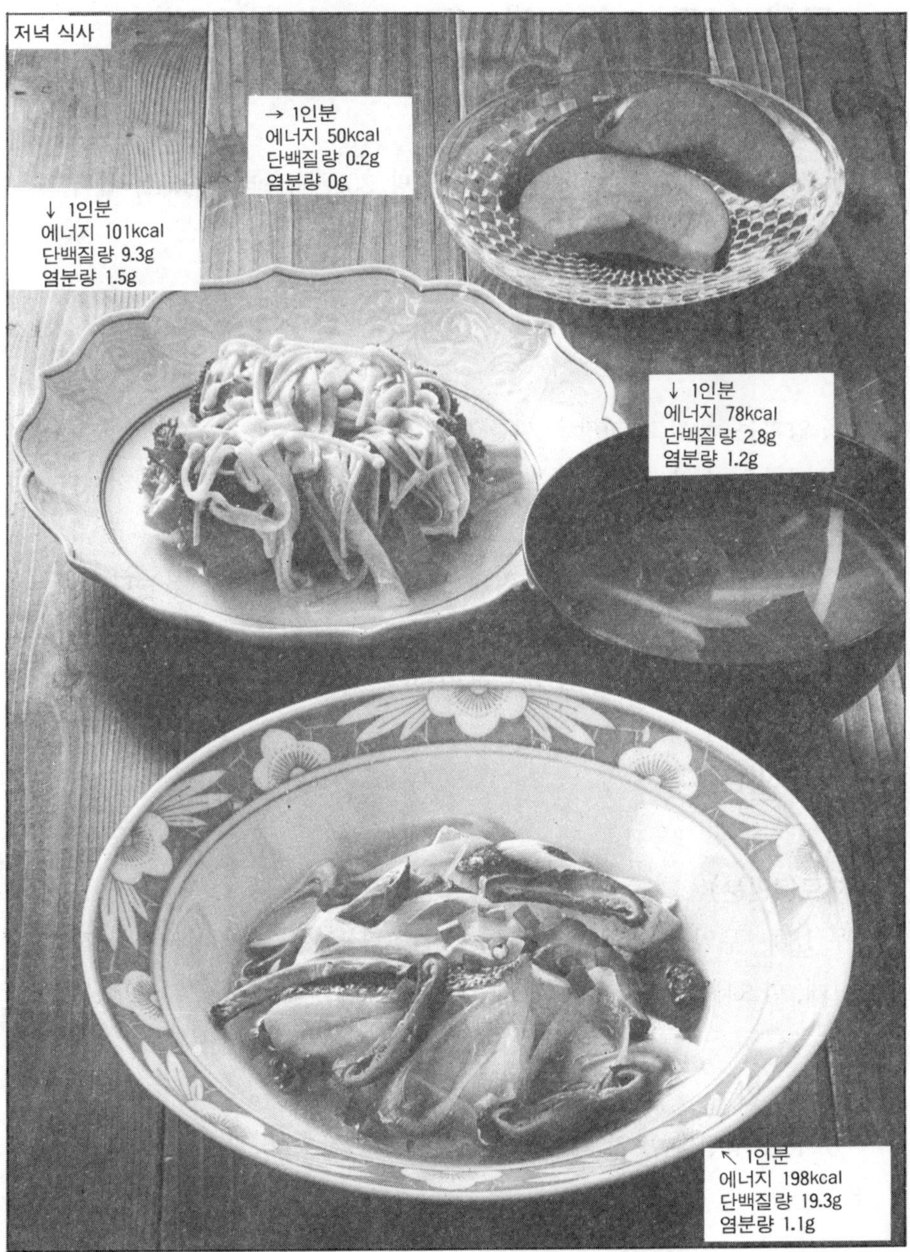

두부 넣은 스크램블 에그

재료(4인분)

두부 200g, 계란 4개, 양파 100g, 피망 30g, 퍼프리카 조금, 샐러드 기름 큰술 $1\frac{1}{3}$, 조미료=소금, 후추.

만드는 법

① 두부는 으깨 끓는 물에 넣어 끓어 오르면 행주에 걸러 물을 짠다.

② 양파는 채썰고 피망은 씨를 빼고 채썬다.

③ 계란을 깨 소금 작은술 2개,후추 조금,퍼프리카를 조금 넣어 섞는다.

④ 냄비에 샐러드 기름을 뜨겁게 달구어 양파와 피망을 볶는다.

⑤ 다른 냄비에 ③의 계란을 넣어 불에 얹고 나무 주걱으로 전체를 섞어 크림상태가 되면 ①의 두부와 ④의 야채를 섞어 완성한다.

무 샐러드

재료(4인분)

무 180g, 무잎 20g, 떡잎 40g, 연어(통조림) 120g, 드레싱=소금 작은술 1개, 마요네즈 큰술 2개, 레몬즙 작은술 2개, 겨자 조금, 간장 작은술 4개.

만드는 법

① 무는 껍질을 벗겨 채썰고 무잎은 잘게 썰고 떡잎은 반으로 자른다.

② 연어는 통조림 통에서 꺼내 국물을 따라내고 적당히 으깬다.

③ 드레싱 재료를 섞어 야채와 연어를 무친다.

우유

재료(4인분)

우유 4컵.

산나물밥

재료(4인분)

찹쌀 $1\frac{1}{3}$ 컵, 닭고기 정갱이살 200g, 산나물(삶은 것) 160g, 육수 $1\frac{1}{3}$ 컵, 조미료＝간장, 맛술.

만드는 법

① 찹쌀은 씻어 2시간 정도 물에 담가 두었다가 체에 거른다.

② 닭고기를 잘게 찢는다.

③ 육수·간장 큰술 $1\frac{1}{3}$, 맛술 큰술 $1\frac{1}{3}$ 을 섞고 끓여 닭고기와 산나물을 넣어 살짝 끓인 후 국물을 다른 용기에 따라낸다.

④ ③의 국물에 찹쌀을 담구어 1시간 동안 놓아 둔다.

⑤ 증기가 오른 찜통에 ④를 넣어 20～30분간 찌고 ③의 닭고기와 산나물을 넣고 5～6분간 더 찐다.

야채 튀김

재료(4인분)

당근 80g, 고구마 100g, 양파 $1\frac{1}{3}$개, 밀가루 $1\frac{1}{3}$컵, 튀김 기름 적당량, 조미료＝소금.

만드는 법

① 당근, 고구마,양파는 껍질을 벗겨 채썬다.

② 볼에 물 약 $1\frac{1}{3}$컵에 밀가루, 소금 작은술 2개를 넣어 섞어 옷을 만든다.

③②의 야채를 넣어 살짝 섞어 적당히 나누어 약 175°C의 튀김 가루에 튀긴다.

두부 된장국

재료(4인분)

생미역 20g, 생표고버섯 40g, 두부 80g, 육수 3컵, 된장 큰술 4개.

만드는 법

① 생미역은 씻어 1cm 폭으로 썬다.

② 생표고버섯은 자루를 떼고 1cm 폭으로 썬다.

③ 두부는 작게 깍뚝썰기한다.

④ 냄비에 육수를 끓여 표고버섯을 넣고 끓으면 된장을 풀고 두부와 미역을 넣어 끓기 직전에 불을 끈다.

대구 중국식 찜

재료(4인분)

대구(1토막 80g) 4토막, 밑간=술 큰술 $1\frac{1}{2}$, 간장 작은술 4개, 생강즙 조금,두부300g, 말린 표고버섯 4장, 파 1뿌리, 큰 산파 4뿌리, 조미료=참기름 작은술 2개, 간장 작은술 2개, 술 큰술 $1\frac{1}{3}$, 샐러드 기름 큰술$1\frac{1}{3}$

만드는 법

① 볼에 대구를 넣고 밑간을 해 둔다.

② 두부는 가볍게 물기를 빼 약 5mm 두께로 썬다. 말린 표고버섯은 물에 불려 자루를 떼고 가늘게 썬다. 파는 어슷 썬다. 큰 산파는 짧게 썬다.

③ 그릇에 대구를 넣고 ②의 큰 산파 이외의 재료를 얹어 조미료를 뿌린다. 김이 오르는 찜통에 넣어 8~9분 찐다.

④ 큰 산파 잘게 썬 것을 뿌린다.

브로컬리 게맛살 무침

재료(4인분)

브로컬리 400g, 게맛살 100g, 조미료 A=스프 2컵, 술 큰술 $1\frac{1}{3}$, 소금 작은술 2, 후추 작은술 2, 팽이버섯 80g, 샐러드 기름 작은술 2개, 생강(다진 것) 조금, 조미료 B=스프 1컵, 술 작은술 2, 소금 작은술 1개, 후추 조금, 녹말가루 작은술 2개.

만드는 법

① 브로컬리는 작게 자른다. 냄비에 A의 조미료를 넣고 끓여 브로컬리를 넣어 데쳐 가벼운 맛을 낸 뒤 국물을 따라내고 접시에 담는다.

② 게맛살은 가늘게 찢어 둔다. 팽이 버섯은 자루를 제거하고 으깬다.

③ 냄비에 샐러드 기름을 뜨겁게 달구어 팽이버섯을 넣고 볶다가 조미료 B를 넣고 볶아 2배의 물에 녹말가루를 넣어 걸죽하게한 뒤 브로컬리에 끼얹는다.

감자 된장국

재료(4인분)

감자 200g, 생미역 20g, 육수 4컵, 된장 큰술 4개.

만드는 법

① 감자는 껍질을 벗겨 채썰어 물에 담구었다가 물기를 뺀다.

② 생미역을 씻어서 약 2cm 폭으로 자른다.

③ 냄비에 육수를 끓어 감자를 넣고 익으면 된장을 넣고 생미역을 넣어 끓기 직전에 불을 끈다.

사과

재료(4인분)

사과 2개.

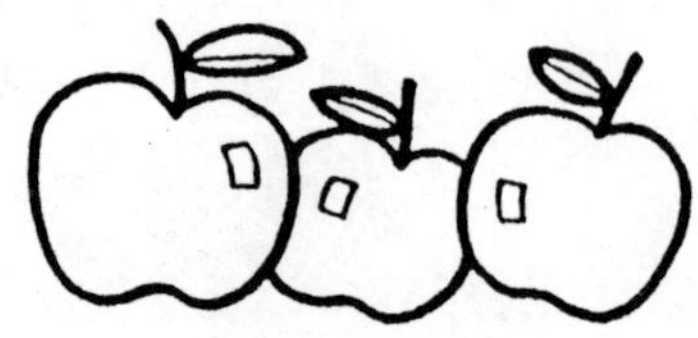

□생선을 사용하여─ 사계절에 맞는 식단

 〔**연어**〕연어는 가을에 한창 맛이 있다. 소금 절이 연어는 누구나 좋아하는 계절식품이다.

- 1인분 1일량──에너지 1937kcal

  단백질량 77.3g

  염분량 8.7g

아침 식사

□야채 샐러드

□감자와 청대완두 소태

□파파야

□밀크티

□롤빵(80g)

1인분의 • 에너지 641kcal

　　　 • 단백질량 18.9g

　　　 • 염분량 2.2g

점심 식사

□당면 볶음

□찬두부

1인분의 • 에너지 553kcal
　　　　 • 단백질량 24.5g
　　　　 • 염분량 3.5g

저녁 식사

□ 튀긴 연어 식초 절임
□ 시금치 무침
□ 된장국
□ 딸기 요구르트
□ 밥(200 g)

1인분 • 에너지 743kca1
　　　 • 단백질량 33.9g
　　　 • 염분량 3g

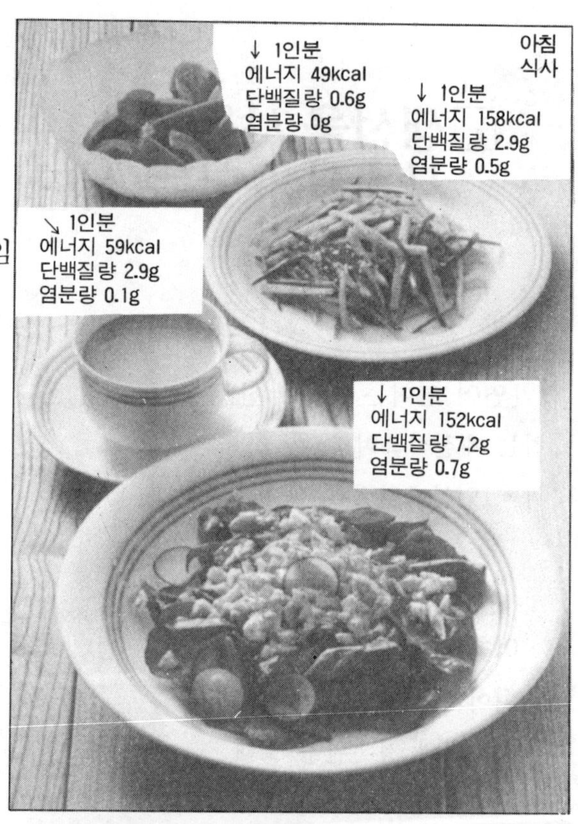

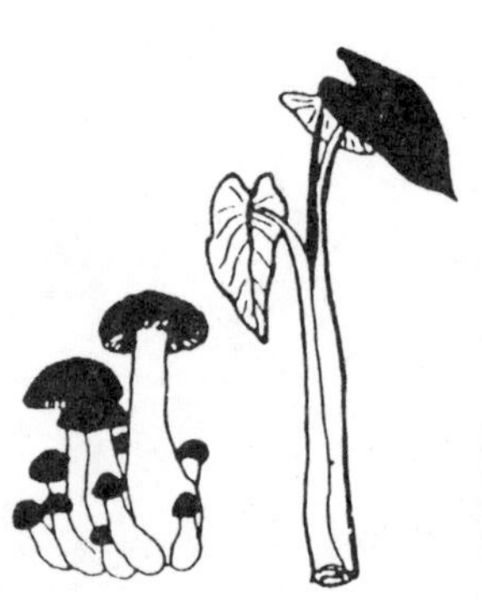

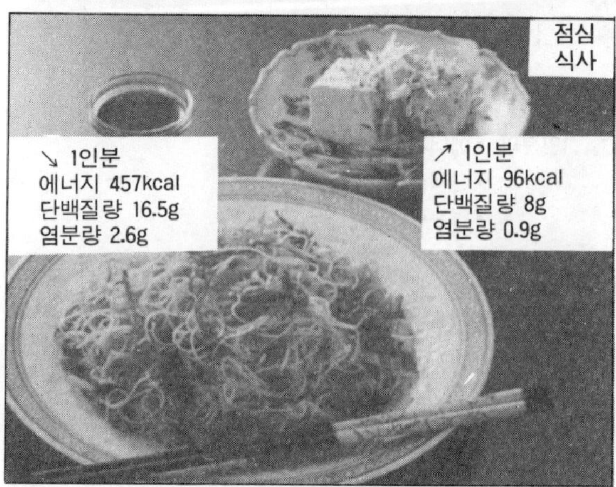

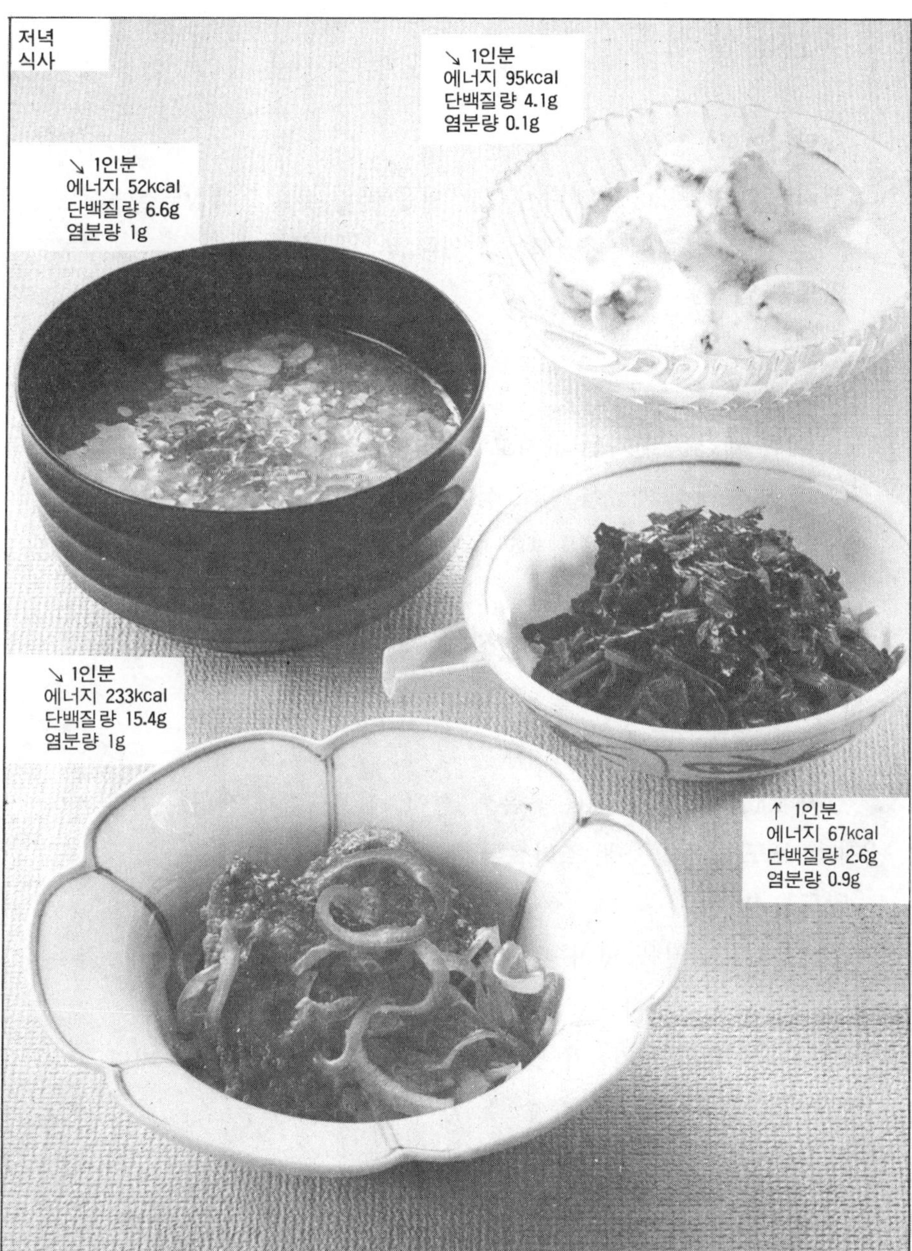

저녁
식사

↘ 1인분
에너지 95kcal
단백질량 4.1g
염분량 0.1g

↘ 1인분
에너지 52kcal
단백질량 6.6g
염분량 1g

↘ 1인분
에너지 233kcal
단백질량 15.4g
염분량 1g

↑ 1인분
에너지 67kcal
단백질량 2.6g
염분량 0.9g

야채 샐러드

재료(4인분)

샐러드용 야채 200g, 레디시 80g, 삶은 계란 4개, 드레싱＝식초 큰술 $1\frac{1}{3}$, 소금 작은술 2개, 후추 조금, 샐러드 기름 큰술 2개.

만드는 법

① 샐러드용 야채는 씻어서 적당한 크기로 뜯는다. 레디시는 얇게 썬다.

② 삶은 계란은 흰자는 다지고 노른자는 체에 바친다.

③ 볼에 드레싱 재료를 넣고 섞어 야채를 무친 다음 그릇에 담고 그 위에 계란 흰자와 노른자를 뿌린다.

감자와 청대완두 소태

재료(4인분)

감자 400g, 청대완두 80g, 볶은깨(흰것) 작은술 2개, 샐러드 기름 큰술 2개, 흰포도주 큰술 2개, 조미료＝소금, 후추.

만드는 법

① 감자는 껍질을 벗겨 채썰고 물에 담구었다 건진다. 청대완두는 심을 제거하여 채썬다.

② 냄비에 샐러드 기름을 달구어 감자를 넣어 볶고 투명해 지면 청대완두를 넣어 볶다가 흰포도주 소금 작은술 2개 후추 조금, 볶은깨를 뿌린다.

파파야

재료(4인분)

파파야 1개, 레몬(얇게 썬 것) 4장.

밀크티

재료(4인분)

우유 2컵, 홍차 적당히.

볶은 당면

재료(4인분)

당면 320g, 돼지고기 넓적다리살(기름기가 없는 것 160g, 밑간＝술 작은술 2개, 간장 작은술 $\frac{4}{5}$, 녹말가루 작은술 $1\frac{1}{3}$, 양파80g, 왕도 40g, 말린 표고버섯 4장, 피망 100g, 파 80g, 양배추 4장, 생강 1개, 샐러드 기름 큰술 2개, 조미료＝인스턴트 스프 1개＋물 $1\frac{1}{3}$ 컵, 소금 작은술 $\frac{4}{5}$, 간장 작은술 2개.

만드는 법

① 당면을 삶는다.

② 돼지고기는 채썰어 볼에 넣어 밑간을 해 둔다.

③ 양파 당근은 껍질을 벗겨 채썬다. 말린 표고버섯은 물에 불려 자루를 떼어낸다. 피망은 씨를 빼내고 채썬다. 양배추도 채썬다. 생강은 껍질을 벗겨 다져 둔다.

④ 냄비에 샐러드 기름을 달구어 생강을 볶다가 돼지고기를 넣고 볶은 다음 야채를 넣어 볶는다. 조미료를 넣고 물을 뺀 당면을 넣어 볶는다.

찬두부

재료(4인분)

두부 250g, 오이 1개, 래디시 4개, 볶은깨(흰깨) 작은술 2개, 조미료＝간장, 식초.

만드는 법

① 두부는 큼직하게 썬다. 오이는 채썬다. 레디시는 얇게 채썬다.

② 그릇에 오이를 깔고 두부를 얹은 다음 레디시를 장식하고 볶은 깨를 뿌린다.

③ 간장 큰술 $1\frac{1}{3}$, 식초 4개를 섞어 두부에 끼얹는다.

튀긴 연어 식초 절임

재료(4인분)

생연어(중간 것) 280g, 양파 40g, 피망 20g, 튀김기름 적당히, 레몬즙 조금, 밀가루 큰술 $1\frac{1}{3}$, 조미료＝식초 큰술 $2\frac{2}{3}$, 술 큰술 2개, 설탕 큰술 1개, 간장 큰술 $1\frac{1}{3}$, 생강즙 조금.

만드는 법

① 연어는 네 토막으로 갈라 레모즙을 뿌려 밀가루를 씌워 약 175°의 튀김기름으로 튀긴다.

② 양파는 고리 모양으로 썬다. 피망은 꼭지와 씨를 제거하여 고리

모양으로 썬다.

③ 볼에 함께 넣어 조미료를 섞어 연어와 야채를 약 10분간 재워 둔다.

시금치 무침

재료(4인분)

시금치 400g, 구운 김 1장, 육수 큰술 2개, 조미료=간장.

만드는 법

① 시금치는 끓는 물에 살짝 데쳐 찬물에 헹궈 물기를 짜 5cm 길이로 썬다.

② 구운 김은 작게 부셔 놓는다.

③ 볼에 육수와 간장 큰술 1개를 섞어 ①과 ②를 넣어 무친다.

된장국

재료(4인분)

닭고기살 100g, 무 200g, 파 20g, 파드득 나물 조금, 육수 $2\frac{2}{3}$ 컵, 녹말가루 작은술 2개, 조미료=술, 소금, 간장.

만드는 법

① 닭고기살은 잘게 찢어 술 작은술 2개를 뿌려 둔다.

② 무는 갈아 놓는다.

③ 파는 잘게 썬다. 파드득나물도 잘게 썰어 둔다.

④ 냄비에 육수를 끓여 술 큰술 1개, 소금 작은술 2개, 간장 작은술

$\frac{4}{5}$ 를 넣어 조미하여 닭고기를 넣는다.

⑤ 닭고기의 색이 변하면 배의 물로 푼 녹말가루를 넣어 걸죽하게 만든다. 무 간 것을 넣고 섞어 불을 끈다.

⑥ 그릇에 담아 파와 파드득 나물을 뿌린다.

딸기 요구르트

재료(4인분)

딸기 400g, 프레인 요구르트 2컵.

만드는 법

꼭지를 떼고 둥글게 썰 딸기와 요구르트를 무친다.

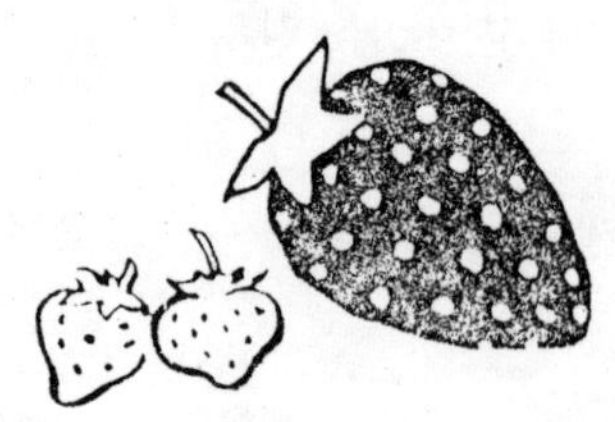

□고기를 이용한──
사계절 식단

〔**부추**〕독특한 향은 마늘이나 양파와 같은 성분, 비타민 A와 같은 작용을 하는 카로틴이나 비타민 B, C가 많이 함유되어 있다.

- 1인분 1일량──에너지 1915kcal
  단백질량 79.5g
  염분량 8.3g

아침 식사

□콩나물 볶음

□납두와 부추 무침

□참마와 당근 된장국

□밥(200g)

1인분의 ● 에너지 583kcal
　　　 ● 단백질량 28.5g
　　　 ● 염분량 3g

점심 식사

□오픈 샌드위치

□밀크티

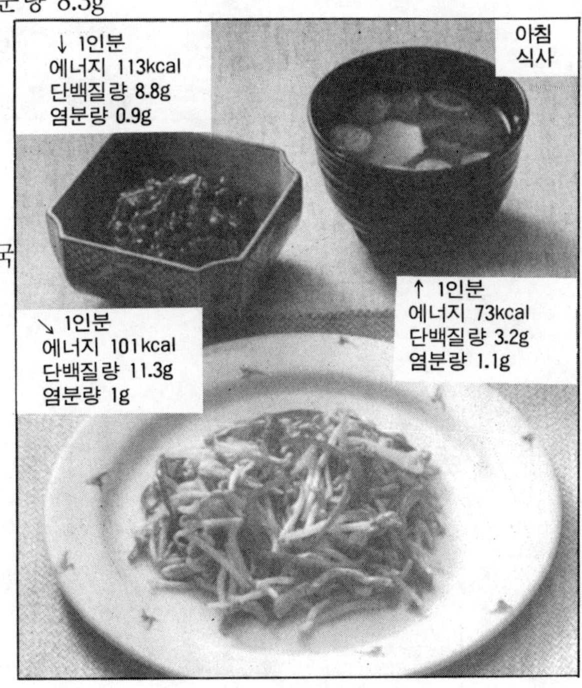

□요구르트 젤리 딸기 소스 얹음.

1인분의 ● 에너지 571kcal
● 단백질량 24.1g
● 염분량 1.9g

저녁 식사

□녹미채를 넣은 햄버
□곤약 조림
□껍질콩 깨무침
□파인애플
□밥(200g)

1인분의 ● 에너지 761kcal
● 단백질량 26.9g
● 염분량 3.4g

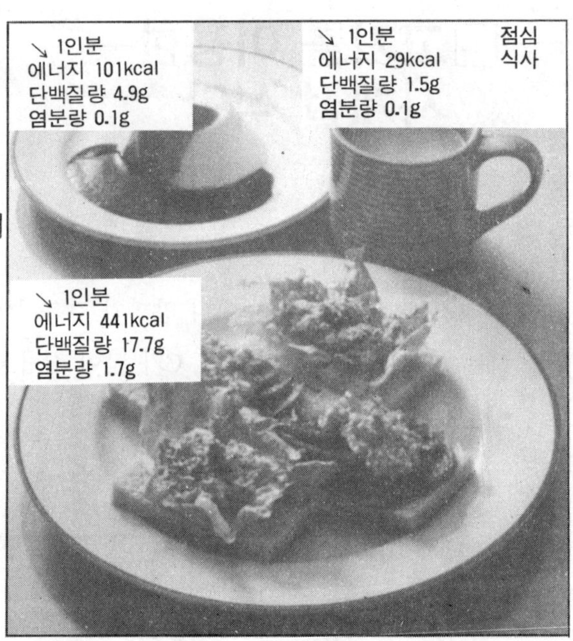

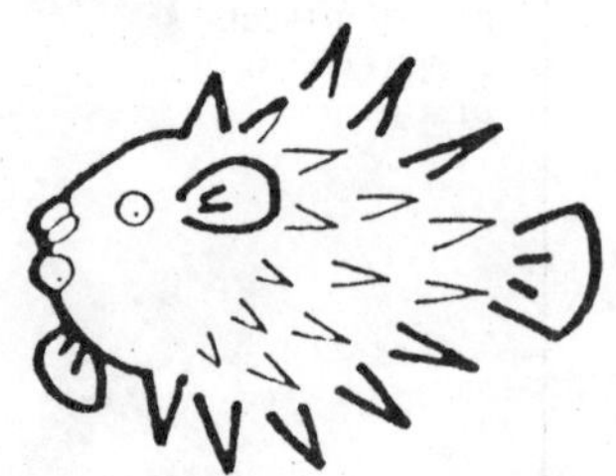

저녁
식사

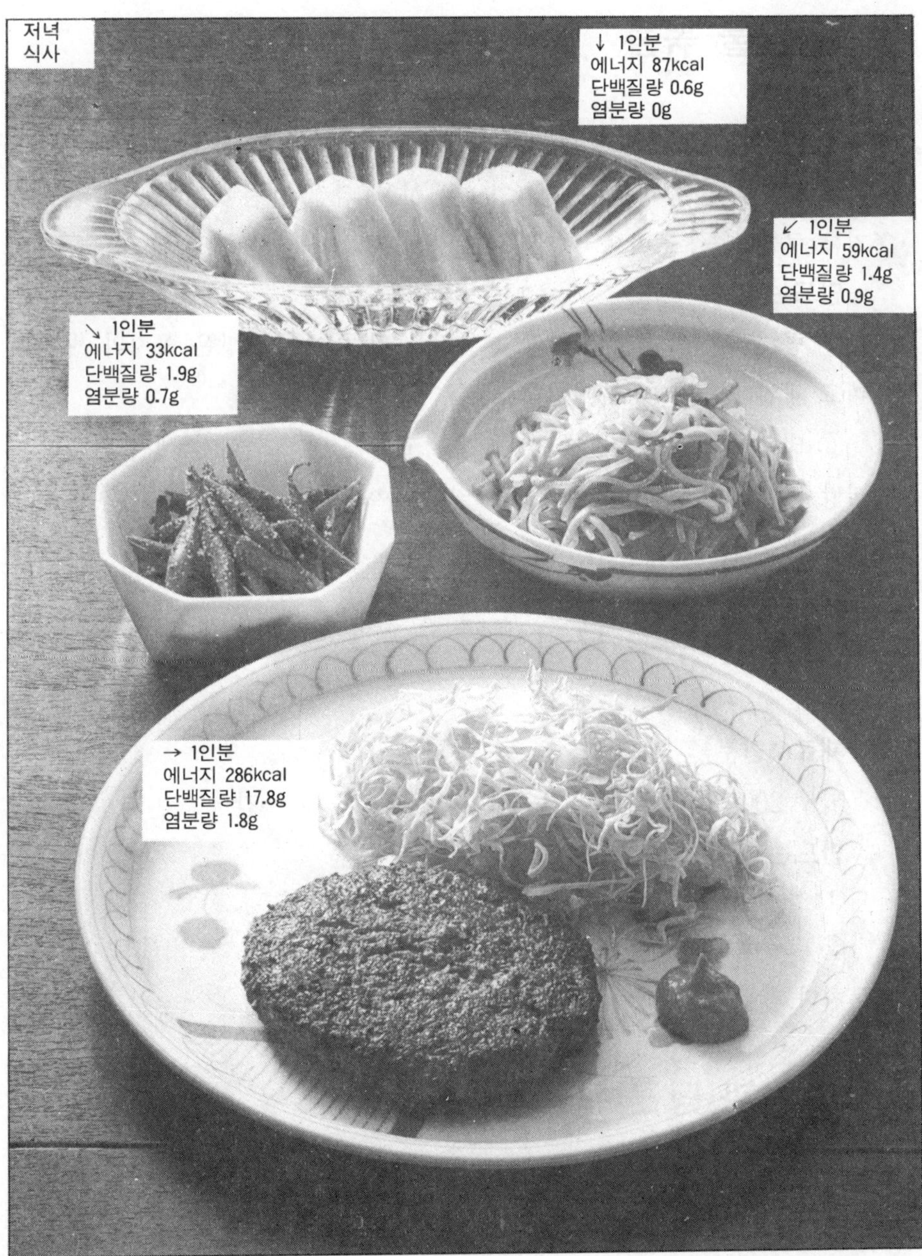
↓ 1인분
에너지 87kcal
단백질량 0.6g
염분량 0g

↙ 1인분
에너지 59kcal
단백질량 1.4g
염분량 0.9g

↘ 1인분
에너지 33kcal
단백질량 1.9g
염분량 0.7g

→ 1인분
에너지 286kcal
단백질량 17.8g
염분량 1.8g

콩나물 볶음

재료(4인분)

콩나물 300g, 피망 50g, 닭고기 전갱이살(껍질 없는 것) 120g, 샐러드 기름 큰술 $1\frac{1}{3}$, 조미료=소금, 후추.

만드는 법

① 콩나물은 씻어서 꼬리와 콩껍질을 다듬는다. 피망은 꼭지와 씨를 빼고 채썬다. 닭고기도 채썬다.

② 냄비에 샐러드 기름을 달구어 닭고기를 넣고 볶다가 색이 변하면 피망을 넣어 볶고 끝으로 나물을 넣어 볶아 소금 작은술 2개와 후추를 조금 뿌린다.

납두와 부추 무침

재료(4인분)

납두 200g, 부추 200g, 겨자 작은술 2개, 조미료=간장.

만드는 법

① 볼에 납두와 겨자, 간장 큰술 $1\frac{1}{3}$ 을 넣어 섞는다.

② 부추는 살짝 데쳐 물기를 잘 짜 약 2cm 길이로 썰어 ①에 넣어 무친다.

토란과 당근 된장국

재료(4인분)

토란 200g, 당근 50g, 파 20g, 육수 4컵, 된장 큰술 4개.

만드는 법

① 토란은 껍질을 벗겨 약 5mm 폭으로 썬다. 당근도 껍질을 벗겨 약 3mm 정도로 썬다. 파는 잘게 썬다.

② 냄비에 육수를 부어 끓여 참마와 당근을 넣고 부드러워질 때까지 끓여 된장을 풀고 파를 뿌린다.

오픈 샌드위치

재료(4인분)

빵(샌드위치용 얇게 썬 것) 8장, 마아가린 큰술 2개, 오이튜너(통조림) 120g, 샐러리 50g, 마요네즈 큰술 2개, 찐 계란 2개, 토마토 $1\frac{1}{2}$ 개, 레터스 4장, 파세리 조금.

만드는 법

① 빵은 가장자리를 잘라내고 마아가린을 발라 1장을 반으로 자른다.

② 튜너는 기름을 잘 빼 으깨고 파세리를 다져 섞은 뒤 마요네즈 큰술 1개로 무친다.

③ 찐 계란은 대강 다져 마요네즈 큰 술 1개로 무친다. 토마토는 얇게 된다.

④빵 8장에 레터스를 깔고 튜너와 샐러리 마요네즈 무친 것을 얹고 파세리를 곁들인다.

⑤ 다른 빵 8장에는 토마토를 얹고 ③의 계란을 얹는다.

밀크티

재료(4인분)

우유 1컵, 홍차 적당히.

요구르트 젤리, 딸기 소스 얹음

재료(4인분)

프레인 요구르트 2컵, 젤라틴 작은술 2개, 설탕 큰술 $2\frac{2}{3}$, 딸기 12개.

만드는 법

① 젤라틴은 물 큰술 8개에 타 풀어둔다.

③ 요구르트에 설탕을 넣어 잘 섞고 젤라틴을 넣어 다시 잘 섞은 다음 물에 적신 틀에 넣어 식혀 굳힌다.

③ 딸기는 씻어 꼭지를 따고 고운 체에 걸러 틀에서 빼낸 요구르트 젤리에 끼얹는다.

녹미채를 넣은 햄버거

재료(4인분)

소고기 간 것(기름기가 없는 부위) 240g, 양파 $\frac{1}{2}$개, 샐러드 기름 큰술 $2\frac{1}{3}$, 빵가루 큰술 8개, 녹미채(마른 것) 20g, 계란(작은 것) 1개, 겨자 조금, 조미료=소금, 후추, 설탕.

만드는 법

① 양파를 다져 샐러드 기름 큰술 $1\frac{1}{3}$ 로 볶아 식힌다. 빵가루는 물 큰술 4개로 반죽한다.

② 녹미채는 씻어 물에 불린다.

③ 불에 간 고기를 넣어 소금 작은술 $\frac{1}{2}$ 후추를 넣어 잘 치댄다.

④ 다음에 양파와 빵가루를 넣고 주물러 계란을 깨 넣고 설탕 작은술 2개와 된장을 넣어 또 더 치댄다. 녹미채의 물기를 잘 없애 가늘게 썬 것을 넣어 섞는다.

⑤ 잘 섞은 다음 사등분하여 속의 공기를 빼 작은 모양을 만들어 중앙을 조금 오목하게 해 둔다.

⑥ 후라이팬에 샐러드 기름 큰술 2개를 달구어 햄버거의 오목한 쪽을 위로해서 강한 불에 20~30초간 약한 불에 3분 정도 구운 후 뒤집어 반대쪽도 마찬가지로 굽는다.

⑦ 그릇에 햄버거를 담고 양배추를 채썰어 곁들이고 겨자도 곁들인다.

곤약 조림

재료(4인분)

곤약 1다발, 당근 100g, 팽이버섯 100g, 빨간 고추 1개, 샐러드 기름 큰술 $1\frac{1}{3}$, 조미료=간장, 설탕술.

만드는 법

① 곤약을 살짝 데쳐 물기를 빼 3~4 토막으로 썬다. 당근은 채썬다. 팽이버섯은 자루를 떼고 으깬다. 빨간 고추는 씨를 빼 잘게 썬다.

② 냄비에 샐러드 기름을 달구어 빨간 고추, 곤약, 당근, 팽이버섯

순으로 넣어 볶는다. 간장 큰술 $1\frac{1}{3}$, 설탕 큰술 1개, 술 큰술 $1\frac{1}{3}$ 을 넣어 조미하여 국물이 없어질 때까지 볶는다.

껍질콩 깨 무침

재료(4인분)

껍질콩 200g, 볶은 깨(검정) 큰술 1개, 조미료＝설탕, 간장.

만드는 법

① 껍질콩은 심은 제거하고 데쳐 물기를 빼 어슷하게 3~4개로 썬다.

② 볶은 깨는 잘 빻아 설탕 큰술 1개, 간장 작은술 2개를 넣어 섞어 껍질콩을 넣어 무친다.

파인애플

재료(4인분)

파인애플 600g.

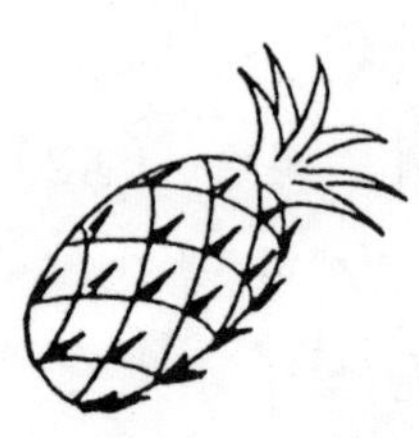

□두부를 이용한——
사계절 식단

〔**시금치**〕 카로틴, 비타민 C, 철 등이 많이 함유되어 있는 대표적인
녹황색 채소이다.

- 1인분의 1일량——에너지 1895kcal
  단백질량 75.3g
  염분량 8.9g

아침 식사

□어묵계란 말이

□시금치 무침

□무와 유부 된장국

1일분의 •에너지 481kcal
     • 단백질량 22.7g
     • 염분량 1.9g

점심 식사

□후렌치 토스트

□토마토 커티지 치즈 무침

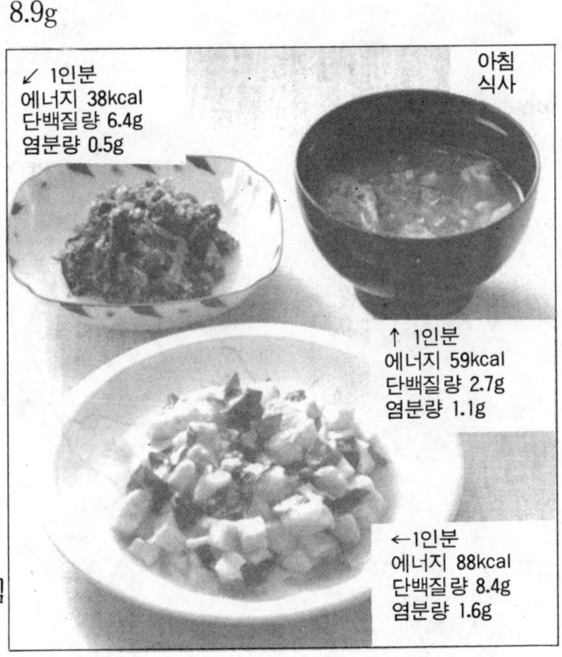

□ 카페오레

□ 망과

1일분의 　• 에너지 548kcal

　　　　　• 단백질량 28.9g

　　　　　• 염분량 1.9g

저녁 식사

□ 유부와 야채 절임

□ 껍질콩과 게맛살 깨 무침

□ 크레송과 생표고버섯 스프

□ 당면을 넣은 화채

□ 밥(200g)

1인분의 　• 에너지 866kcal

　　　　　• 단백질량 24.4g

　　　　　• 염분량 3.8g

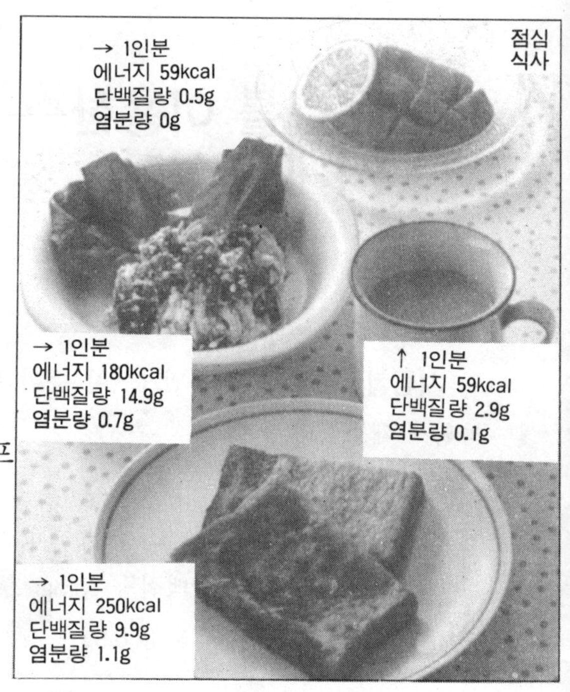

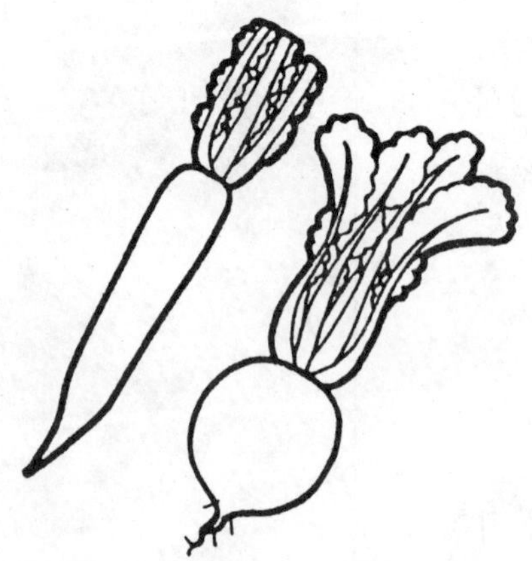

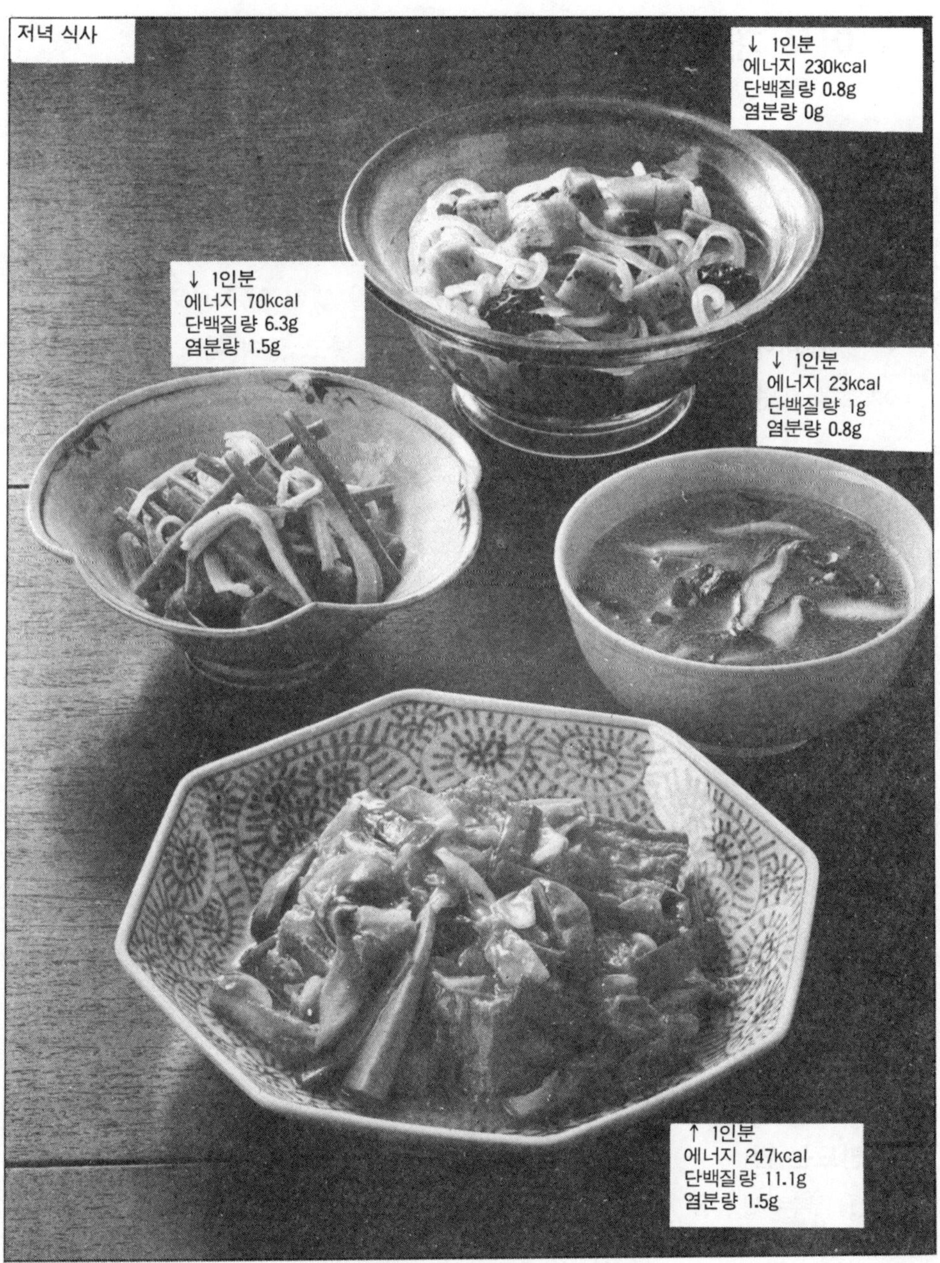
저녁 식사
↓ 1인분
에너지 230kcal
단백질량 0.8g
염분량 0g
↓ 1인분
에너지 70kcal
단백질량 6.3g
염분량 1.5g
↓ 1인분
에너지 23kcal
단백질량 1g
염분량 0.8g
↑ 1인분
에너지 247kcal
단백질량 11.1g
염분량 1.5g

어묵 계란말이

재료(4인분)

어묵 200g, 계란 2개, 생미역 40g, 육수 $1\frac{1}{3}$컵, 조미료=간장.

만드는 법

① 어묵은 약 1cm로 썬다. 생미역은 물로 잘 씻어 약 1cm로 썬다.

② 냄비에 육수를 넣고 간장 작은술 2개를 넣고 끓여 어묵과 미역을 넣고 끓으면 풀어 놓은 계란을 넣어 가운데가 반숙이 되면 불을 끈다.

시금치 무침

재료(4인분)

시금치 300g, 보푸라기 가다랭이 20g, 육수 큰술 $1\frac{1}{3}$, 조미료=간장.

만드는 법

① 시금치는 끓는 물에 데쳐 물기를 짠 뒤 약 5cm 길이로 썬다.

② 볼에 육수, 간장 작은술 2개 보푸라기 가다랭이를 섞어 시금치를 무친다.

무와 유부 된장국

재료(4인분)

무 200g, 무 줄기 20g, 유부 $\frac{1}{2}$개, 육수 3컵, 된장 큰술 4개.

만드는 법

① 무는 껍질을 벗겨 채썬다. 줄기는 잘게 썬다.

② 유부에 끓는 물을 뿌려 기름기를 빼고 약 2mm 폭으로 썬다.

③ 냄비에 육수를 끓여 무 줄기, 유부를 넣고 익으면 된장을 푼다.

후렌치 토스트

재료(4인분)

식빵(4장), 계란 2개, 우유 1컵, 마아가린 큰술 1개.

만드는 법

① 볼에 계란을 풀어 우유를 넣어 섞은 다음 빵을 10~15분간 담구어 둔다. 도중에 한번 뒤집는다.

② 후라이팬에 마아가린을 발라 ①의 빵을 넣어 색이 나게 구워 낸다.

토마토 커티지 치즈 무침

재료(4인분)

토마토 350g, 커티지 치즈 280g, 닭고기 가슴살 100g, 샐러드 야채 8장, 샐러드 기름 큰술 $1\frac{1}{3}$, 조미료＝술, 후추, 식초.

만드는 법

① 토마토는 껍질을 벗겨 약 1cm 길이로 썬다.

② 닭고기 가슴살은 술을 조금 뿌려 4분간 찐 뒤 식혀 잘게 찢는다.

③ 볼에 후추 조금, 식초 큰술 $1\frac{1}{3}$, 샐러드 기름을 넣어 혼합 커티지 치즈를 섞어 닭고기와 토마토를 넣어 무친다.

④ 그릇에 샐러드 야채를 곁들여 ③을 담는다.

카페오레

재료(4인분)

우유 2컵, 커피 적당히.

망과

재료(4인분)

망과 500g, 레몬 4장(얇게 썬 것).

유부 야채 절임

재료(4인분)

유부 2장, 데친 버섯 80g, 당근 80g, 양배추 300g, 유부 조림 국물＝인스턴트 스프 1개, 술 큰술 $1\frac{1}{3}$, 간장 작은술 8개, 참기름 작은술 2, 샐러드 기름 큰술 2개, 양념＝술 큰술 2개, 후추 조금, 기름 큰술 $1\frac{1}{3}$, 녹말가루 큰술 1개.

만드는 법

① 유부는 먹기 좋은 크기로 잘라 끓는 물을 부어 기름을 뺀다. 데친 버섯은 3～4㎝ 길이로 썬다. 당근은 나박썰기 한다. 양배추는 약 1cm 폭으로 썬다.

② 유부 조림 국물 재료와 물 $1\frac{1}{3}$ 컵을 섞어 불에 얹어 유부를 넣고 끓으면, 중간불에서 5～6분간 조린다.

④ ②의 국물 만을 ③의 냄비에 넣어 조미료로 술 간장, 기름을 넣어

한번 끓인 뒤 배의 물로 푼 녹말가루를 넣어 걸죽하게 만든 뒤 유부에 끼얹는다.

껍질콩과 게맛살 깨 무침

재료(4인분)

껍질콩 120g, 게맛살 160g, 양념＝육수 큰술 2개, 설탕 작은술 2, 간장 작은술 4개, 볶은 깨(흰 것), 큰술 $1\frac{1}{3}$.

만드는 법

① 껍질콩은 심을 제거하여 색깔이 살아나도록 데쳐 양끝을 잘라 낸다. 게맛살은 찢는다.

② 양념을 섞고 갈아 놓은 깨도 섞어 껍질콩과 게맛살을 무친다.

크레송과 생표고버섯 스프

재료(4인분)

크레송 80g, 생표고버섯 8장, 인스턴트 스프 1개, 참기름 작은술 2개, 조미료＝소금, 후추.

만드는 법

① 크레송은 부드러운 부분을 선택한다. 생표고버섯은 자루를 떼어 채썬다.

② 인스턴트 스프와 물 4컵을 끓여 생표고버섯을 넣고 소금 작은술 1개, 후추 조금, 참기름을 넣는다.

당면이 든 화채

재료(4인분)

당면 120g, 딸기 120g, 키위 2개, 꿀 큰술 6개.

만드는 법

① 당면은 10~15분간 삶아 물 속에서 식힌 다음 물기를 없앤다.

② 딸기는 꼭지를 따 사각으로 썬다. 키위는 껍질을 벗겨 약 1.5cm 사각으로 썬다.

③ 당면, 딸기, 키위를 섞어 꿀을 끼얹는다.

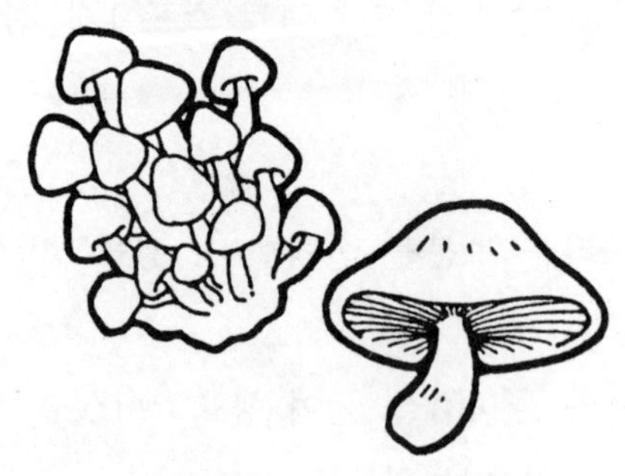

□야채를 이용한──
봄철 식단

〔**녹미채**〕칼슘을 매우 많이 함유하고 있다. 철, 요오드, 비타민 B_2 등도 많다.

- 1인분 1일량──에너지 1807kcal

    단백질량 84.4g

    염분량 8.9g

아침 식사

□계란 구이

□대두와 녹미채 조림

□양배추와 유부 된장국

□밥(150g)

1인분의 • 에너지 506kcal

   • 단백질량 21.2g

   • 염분량 2.8g

점심 식사

□돼지고기 파네소태

□일식 그린 샐러드

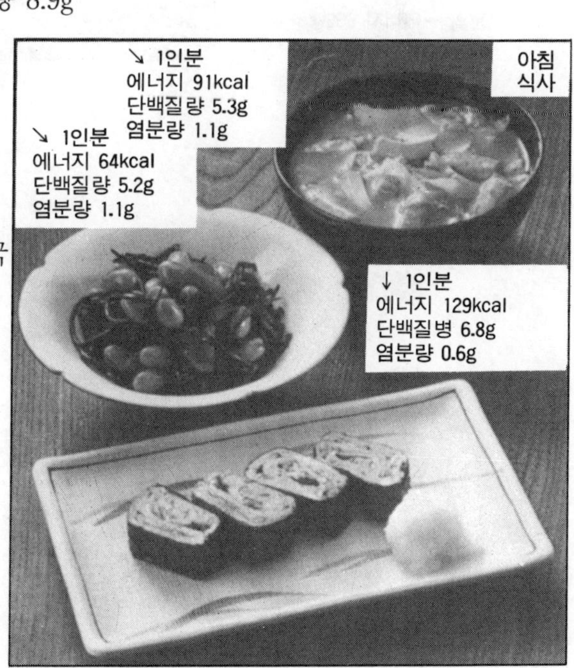

☐ 귤

☐ 치즈 케익

☐ 밥(150g)

1인분의　● 에너지　646kcal

　　　　　● 단백질량　34.1g

　　　　　● 염분량　2.8g

저녁 식사

☐ 정어리 콘후레이크

☐ 봄야채 스튜

☐ 롤빵 40g

☐ 딸기 깨 무침

1인분의　● 에너지　655kcal

　　　　　● 단백질량　29.1g

　　　　　● 염분량　3.3g

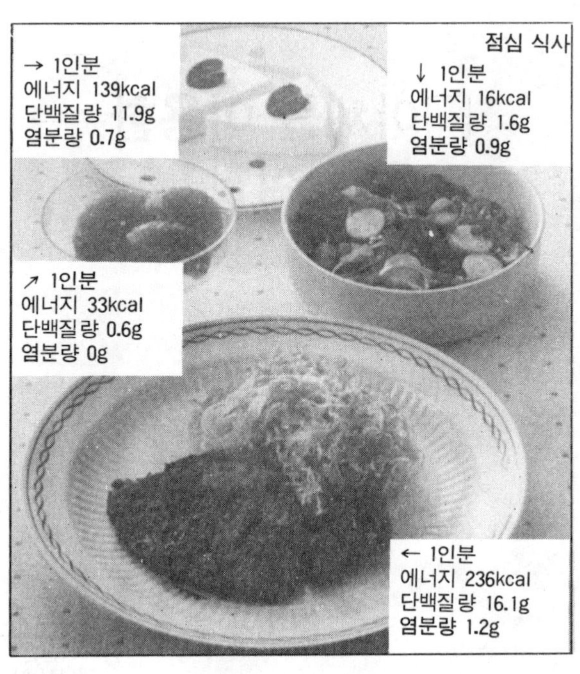

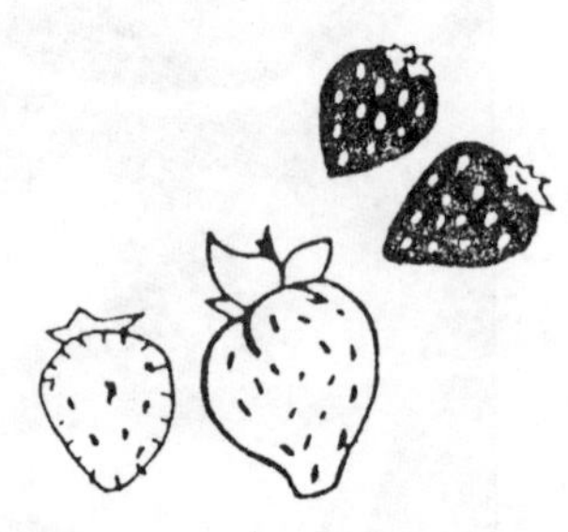

저녁 식사

→ 1인분
에너지 193kcal
단백질량 9.1g
염분량 1.2g
↘ 1인분
에너지 65kcal
단백질량 1.3g
염분량 0.9g
→ 1인분
에너지 286kcal
단백질량 16g
염분량 0.7g

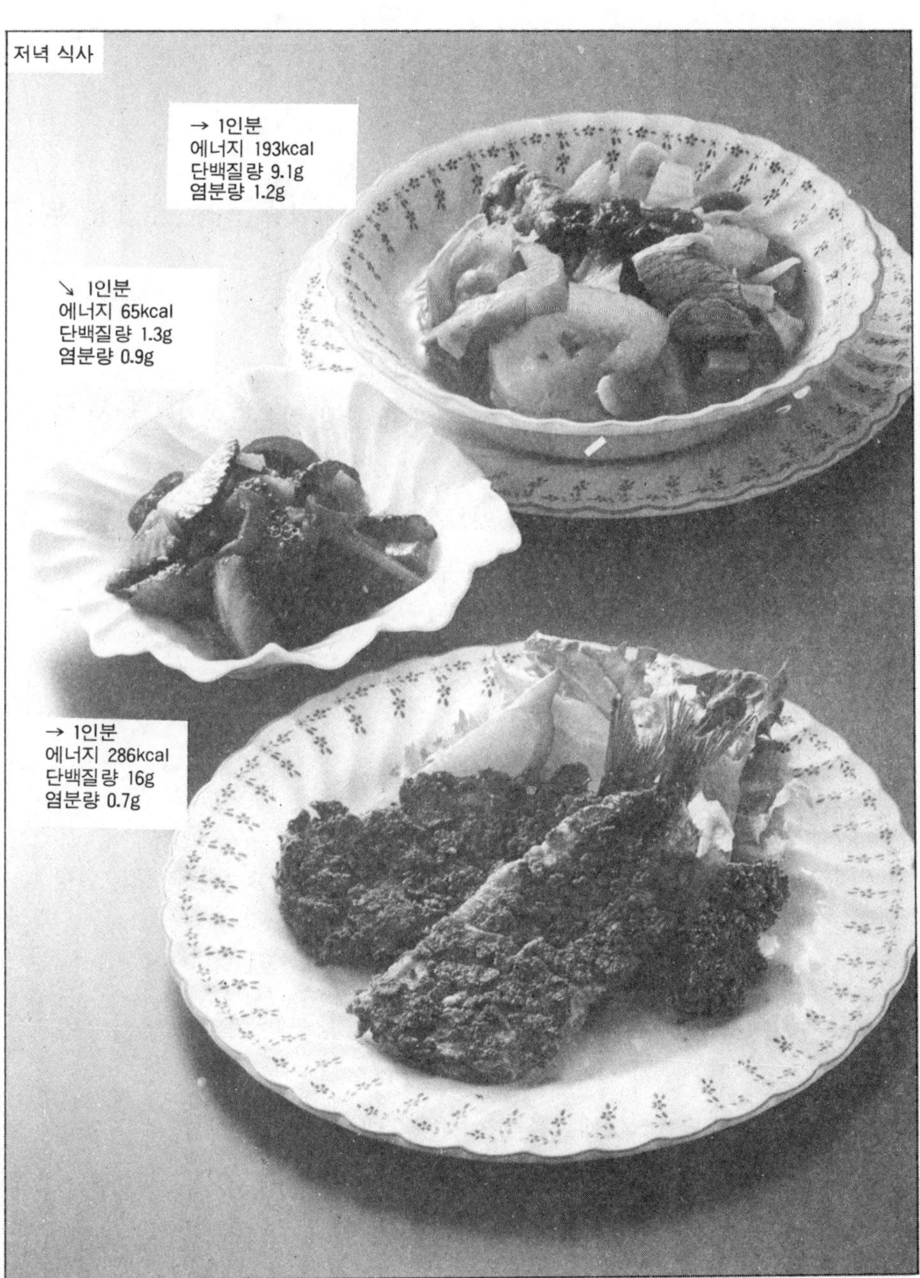

계란 구이

재료(4인분)

계란 4개, 생표고버섯 4장, 샐러드 기름 큰술 $1\frac{1}{3}$, 구운 김 1장, 무 간 것 120g, 조미료=설탕, 간장.

만드는 법

① 생표고버섯은 가루를 제거하고 다진다.

② 볼에 계란을 풀어 설탕 작은술 1개와 간장 작은술 2개를 넣어 잘 섞고 생표고버섯을 넣는다.

③ 후라이팬은 달구어 샐러드 기름을 넣어 두툼하게 계란을 굽는다.

④ 모양을 만들어 계란을 약 2cm 두께로 썬다.

⑤ 그릇에 담고 무 간 것을 곁들인다.

대두와 녹미채 조림

재료(4인분)

대두 40g, 녹미채(말린 것) 40g, 당근 40g, 조림 국물=육수 2컵, 설탕 큰술 $1\frac{1}{3}$, 간장 큰술 1개, 술 큰술 $1\frac{1}{3}$.

만드는 법

① 녹미채는 물에 불려 5~6cm 길이로 썬다. 당근는 껍질을 벗겨 얇은 반달형으로 썬다.

② 냄비에 조림 국물 재료를 섞어 ①과 대두를 넣고 약 10분간 조린다.

양배추와 유부 된장국

재료(4인분)

양배추 120g, 유부 120g, 육수 4컵, 된장 큰술 4.

만드는 법

① 양배추는 굵직하게 채썬다. 유부는 끓는 물을 부어 기름기를 빼 두툼하게 나박썰기 한다.

② 냄비에 육수를 넣고 끓여 유부와 양배추를 넣고 양배추가 익으면 된장을 풀어 끓어 넘치기 직전에 불을 끈다.

돼지고기 파네소태

재료(4인분)

돼지고기 넓적다리살(기름기가 없는 부위) 240g, 밀가루 큰술 4개, 계란(작은 것) 1개, 빵가루 큰술 8개, 샐러드 기름 큰술 $2\frac{2}{3}$, 양배추 250g, 파세리 적당히, 우스타 소스 큰술 4개.

만드는 법

① 돼지고기는 4장으로 잘라 힘줄을 제거하고 밀가루, 계란 푼 것, 빵가루 순으로 묻힌다.

② 후라이팬에 샐러드 기름을 달구어 돼지고기를 넣고 양면을 굽는다.

③ 그릇에 돼지고기를 담고 양배추를 채썰어 곁들인다.

④ 파세리도 곁들인다.

⑤ 우스타 소스를 끼얹어 먹는다.

일식 그린 샐러드

재료(4인분)

레터스 40g, 써니 레터스 40g, 떡잎 40g, 오이 80g, 그린아스파라가스 120g, 드레싱=간장 큰술 $1\frac{1}{3}$, 식초 큰술 $1\frac{1}{3}$.

만드는 법

① 레터스,써니 레터스는 손으로 자른다. 떡잎은 꼬리를 다듬는다.

② 오이는 껍질을 벗겨 약 5mm 두께로 썬다.

③ 그린아스파라가스는 뿌리를 잘라 끓는 물에 데쳐 물에 담구었다 물기를 없애 약 4cm 길이로 썬다.

④ 드레싱 재료를 섞어 야채를 모두 무친다.

귤

재료(4인분)

귤 2개.

치즈 케익

재료(직경 약 18cm의 틀 1개)

커티지 치즈 240g, 가루 젤라틴 12g, 우유 180g, 설탕 큰술 4개, 레몬즙 큰 술 $1\frac{1}{3}$, 오렌지리큘 조금, 민트 잎(있으면) 조금.

만드는 법

① 커티지 치즈는 얇게 자른다. 가루 젤라틴은 물 큰술 8개에 넣어

녹인다.

② 냄비에 우유를 넣어 따뜻이 데워 설탕을 넣고 녹여 젤라틴을 넣은 다음 레몬즙을 넣어 섞는다. 오렌지리귤을 넣어 틀에 부어 얼린다.

③ 여덟 조각으로 잘라 민트 잎을 얹는다.

정어리 콘후레이크 튀김

재료(4인분)

정어리(중간 크기) 240g, 밀가루 큰술 2개, 계란흰자 4개분, 콘 후레이크 큰 것 8개, 튀김 기름 적당히, 레터스 4장, 레몬 $\frac{1}{2}$ 개, 파세리 적당히, 조미료=소금, 후추.

만드는 법

① 정어리는 머리와 내장을 손질하고 뼈도 제거한다.

② 정어리에 소금 작은술 1개, 후추 조금을 뿌려 밀가루를 묻힌 다음 계란 흰자에 담구었다가 콘후레이크를 묻힌다.

③ 약 175℃의 튀김기름에 색깔이 날 정도로 튀겨 그릇에 담고 레터스, 파세리 레몬을 곁들인다.

봄야채 스튜

재료(4인분)

양배추 240g, 감자 400g, 당근 120g, 샐러리 120g, 마늘 한쪽, 돼지고기 (기름기 없는 부위 얇게 썬 것) 80g, 토마토(데친 것) 400g, 조미료=소금, 후추.

만드는 법

① 양배추는 먹기 좋은 크기로 썬다. 감자도 껍질을 벗겨 먹기 좋은 크기로 썬다. 당근은 껍질을 벗겨 두툼하고 둥글게 썬다. 샐러리는 심을 제거하고 약 2㎝ 길이로 썬다. 마늘은 다진다. 돼지고기는 약 5cm 길이로 썬다.

② 냄비에 마늘과 돼지고기, 야채, 물 6컵, 토마토, 소금 작은술 2개, 후추 조금을 넣고 야채가 부드러워질 때까지 조린다.

딸기 깨 무침

재료(4인분)

딸기 320g, 피망 $2\frac{2}{3}$ 개, 샐러리 $\frac{1}{2}$ 뿌리, 드레싱＝ 볶은 깨(흰 것) 큰술 1개, 참기름 큰술 1, 간장 작은술 3개.

만드는 법

① 딸기는 꼭지를 따서 먹기 좋은 크기로 썬다.

② 피망은 세로로 썰어 씨와 꼭지를 손질하여 채썬다. 샐러리는 심을 제거하여 약 5cm 길이로 썰어 채썬다.

③ 끓는 물에 ②의 야채를 살짝 데쳐 냉수에 담가 식힌 뒤 물기를 없앤다.

④ 딸기와 야채를 섞어 반 정도 빻은 깨와 다른 드레싱 재료를 섞어 무친다.

□ 야채를 이용한——
여름철 식단

〔**호박**〕 주성분은 당질로 원전이 대부분. 체내에서 비타민 A의 역할을 하는 카로틴을 많이 함유하고 있고 7~8월이 성수기이다.

- 1인분 1일량——에너지 1945kcal

　　　　　　　단백질량 76. 6g

　　　　　　　염분량 8.9g

아침 식사

□ 오믈렛

□ 그린 샐러드

□ 바나나 밀크

□ 보리밥(80g)

1인분의 • 에너지 555kcal

　　　　• 단백질량 24g

　　　　• 염분량 2.7g

점심 식사

□ 차조기밥

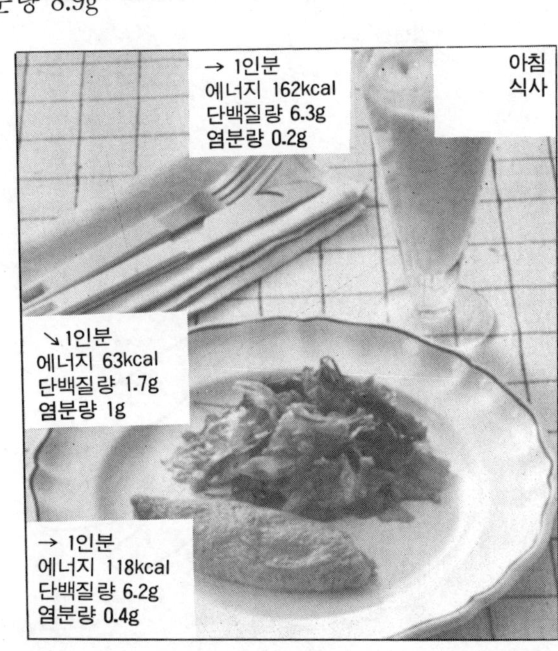

□정어리 생강 조림
□피망 볶음
□프린스 메론

1인분의 • 에너지 613kcal
       • 단백질량 24.7g
       • 염분량 2.8g

저녁 식사

□중국식 냉두부
□동아 조림
□호박 소태
□밥(200g)

1인분의 • 에너지 777kcal
       • 단백질량 27.9g
       • 염분량 3.4g

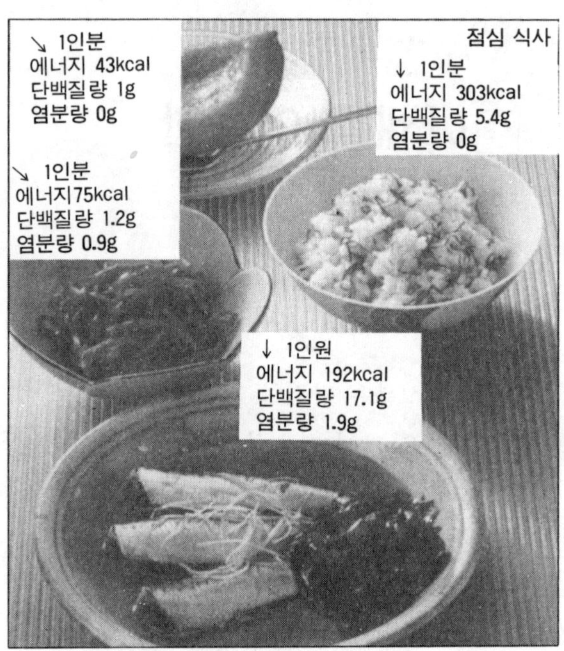

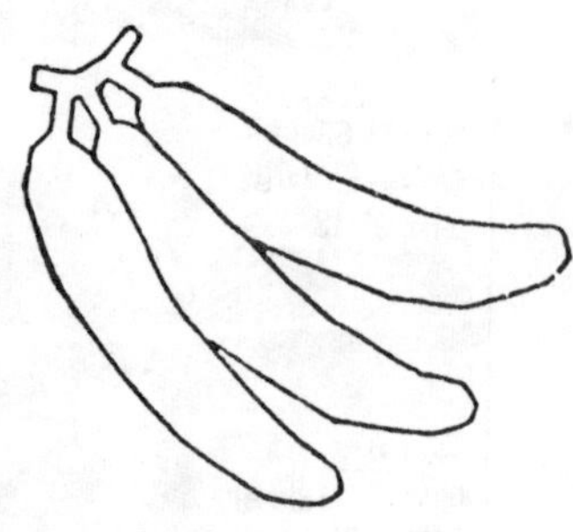

저녁 식사

→ 1인분
에너지 186kcal
단백질량 7.9g
염분량 1.3g
↓ 1인분
에너지 121kcal
단백질량 2.1g
염분량 0.5g
→ 1인분
에너지 174kcal
단백질량 12.7g
염분량 1.6g

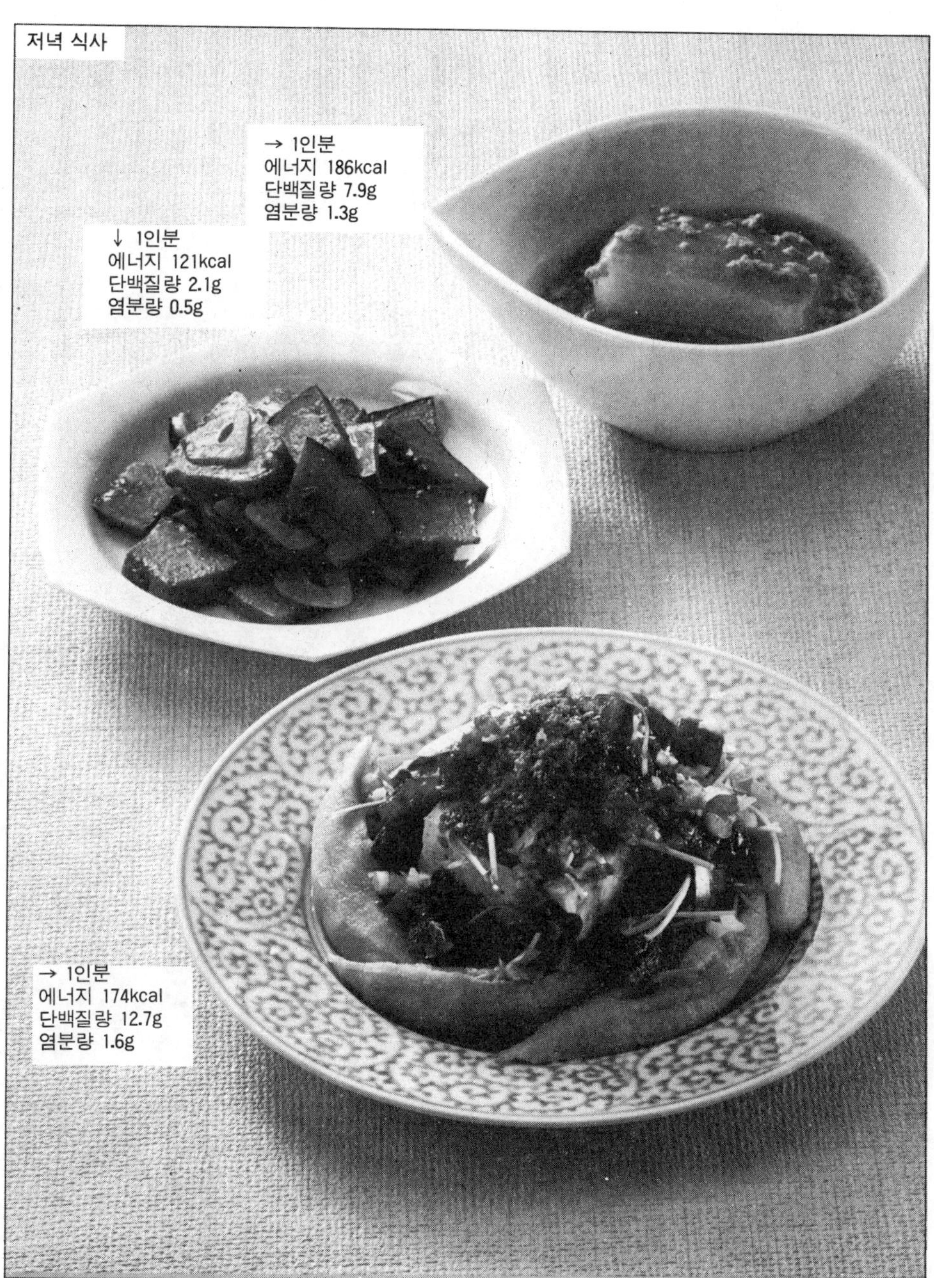

오믈렛

재료(4인분)

계란 4개, 샐러드 기름 큰술 $1\frac{1}{3}$, 조미료＝소금, 후추.

만드는 법

① 계란은 깨 소금 작은술 1개, 후추 조금을 뿌린다.

② 후라이팬에 샐러드 기름 작은술 1개를 달구어 준비된 계란의 $\frac{1}{4}$ 을 넣어 전체를 재빨리 저어 반숙상태가 되면 앞쪽으로 계란을 모은다.

③ 끝과 끝을 중앙에서 접어 후라이팬 손잡이를 두드려 계란을 뒤집어 잠시 굽는다. 이것을 반복하여 4개를 굽는다.

그린 샐러드

재료(4인분)

레터스 80g, 녹미채 150g, 콘(통조림) 40g, 드레싱＝레몬즙 큰술 $2\frac{2}{3}$, 샐러드유, 큰술 $1\frac{1}{3}$, 간장 큰술 1개.

만드는 법

① 레터스는 먹기 좋은 크기로 찢는다. 녹미채는 살짝 데쳐 2~3번 썬다. 콘은 물기를 빼 둔다.

② 볼에 드레싱 재료를 섞어 야채를 넣어 무친다.

바나나 밀크

재료(4인분)

바나나 200g, 우유 4컵.

만드는 법

① 바나나는 껍질을 벗겨 썰어 우유를 넣어 믹서에 간다.

② 그릇에 담아 얼음을 띄운다.

차조기밥

재료(4인분)

밥 800g, 푸른 차조기 잎 20장, 조미료=술.

만드는 법

① 밥은 술 큰술 $1\frac{1}{3}$ 을 넣어 보통 밥을 지을 때의 요령으로 짓는다.

② 푸른 차조기 잎은 채썰어 살짝 씻어 물에 불려 다 지은 밥에 섞는다.

정어리 생강 조림

재료(4인분)

정어리(중간 것) 320g, 생강 40g, 생미역 80g, 국물=간장 큰술 $1\frac{1}{3}$, 술 큰술 $1\frac{1}{3}$, 식초 큰술 2개.

만드는 법

① 정어리는 머리를 자르고 내장을 제거하여 깨끗히 씻어 물기를 뺀다.

② 생강은 껍질을 벗겨 채썬다. 미역은 잘 씻어 약 2cm 폭으로 썬다.

③ 냄비에 생강 채썬 것을 깔고 정어리를 놓고 국물을 끼얹어 중간

불에서 10~15분간 조려 미역을 넣고 한번 더 조린다.

④ 그릇에 생선을 담고 미역을 곁들여 생강 채썬 것(분량 외)을 얹는다.

피망 볶음

재료(4인분)

피망 200g, 당근 80g, 참기름 큰술 $1\frac{1}{3}$, 양념＝설탕 큰술 $1\frac{1}{3}$, 간장 큰술 $1\frac{1}{3}$, 맛술 작은술 2개.

만드는 법

① 피망은 씨와 꼭지를 제거하고 채썬다.

② 당근은 껍질을 벗겨 채썬다.

③ 냄비에 참기름을 넣고 달구어 피망과 당근을 볶는다.

④ 양념을 넣어 볶는다.

프린스 메론

재료(4인분)

프린스 메론 400g.

중국식 냉두부

재료(4인분)

두부 600g, 토마토 2개, 떡잎 40g, 파 40g, 가지 3개, 양념＝식초 큰술

$2\frac{2}{3}$, 간장 큰술 $2\frac{1}{3}$, 참기름 $1\frac{1}{3}$, 라유 조금, 생강 간 것 큰술 $1\frac{1}{3}$

만드는 법

① 두부는 가볍게 물기를 짜 큼직하게 사각으로 썬다. 토마토도 사각으로 썬다. 떡잎은 꼬리를 잘라 내고 반으로 썰고 파는 다진다. 가지는 껍질을 벗겨 약 15분간 찐 후 찢는다.

② 양념 재료를 모은다.

③ 그릇 중앙에 두부를 담고 주위에 가지를 놓은 다음 토마토, 떡잎, 파를 얹고 ②의 양념을 끼얹는다.

동아 조림

재료(4인분)

동아 400g, 닭고기 간 것 160g, 녹말가루 큰술 $2\frac{2}{3}$, 육수 4컵, 양념＝소금 작은술 2, 간장 큰술1, 맛술 큰술 2개.

만드는 법

① 동아는 껍질을 벗겨 씨를 빼고 네 번 정도 썬다.

② 냄비에 동아를 넣고 물을 자작하게 부어 약 5분간 삶아 국물은 버린다.

③②의 냄비에 육수를 자작하게 넣어 1분에서 1분반 정도 조려 양념을 넣고 10분간 더 조린 뒤 불을 끄고 맛이 들게 한다.

④ 다른 냄비에 닭고기를 넣어 기름을 넣지말고 볶아 ③의 국물 전부를 넣어 끓으면 불을 약하게 줄이고 약 1분간 조려 배의 물로 푼 녹말을 넣어 걸쭉하게 만든다.

⑤ 그릇에 동아를 담고 ①의 국물을 끼얹는다.

호박 소태

재료(4인분)

호박 400g, 마늘 1쪽, 샐러드 기름 큰술 $1\frac{1}{3}$, 흰 포도주 큰술 4개, 조미료＝소금, 후추.

만드는 법

① 호박은 나박썰기하여 씨를 제거하고 마늘은 얇게 썬다.

② 후라이팬에 샐러드 기름을 달구어 마늘을 넣어 볶다가 향이 나면 호박을 넣어 볶고 흰 포도주를 부어 뚜껑을 덮고 호박이 부드러워지면 소금 작은술 2개, 후추를 약간 뿌린다.

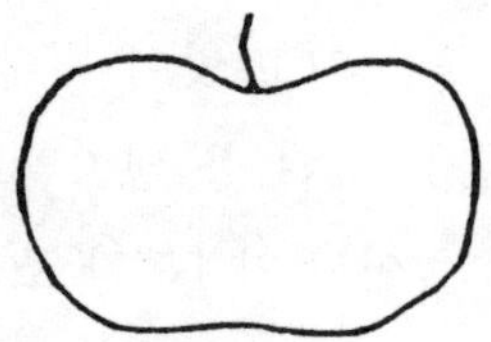

□야채를 이용한──
가을철 식단

〔**가지**〕 여름부터 초가을에 걸쳐 많이 나오고 특히 9월 무렵의 가을 가지 맛은 일품이다. 당질이 주성분이고 비타민이나 무기질은 적다.

- 1인분 1일량──에너지 1888kcal
  - 단백질량 79g
  - 염분량 8.5g

아침 식사

□무우 말랭이 조림

□우엉 무침

□가지 된장국

□과일 요구르트 무침

□밥(150g)

1인분의 • 에너지 579kcal
- 단백질량 16.6g
- 염분량 2.2g

점심 식사

□생선 완자탕

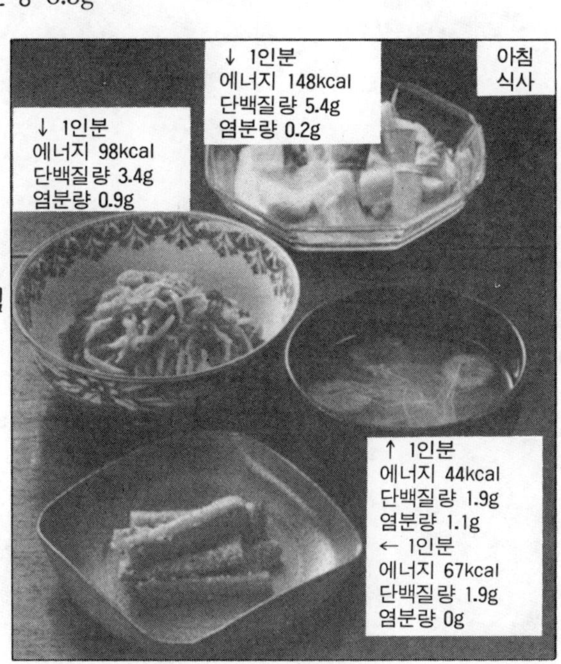

☐ 야채 무침

☐ 중국식 바나나 튀김

1인분의 • 에너지 670kcal

　　　　• 단백질량 27.7g

　　　　• 염분량 3g

저녁 식사

☐ 버섯 볶음

☐ 두부탕

☐ 가지 구이

☐ 밥(150g)

1인분의 • 에너지 639kcal

　　　　• 단백질량 34.8g

　　　　• 염분량 3.3g

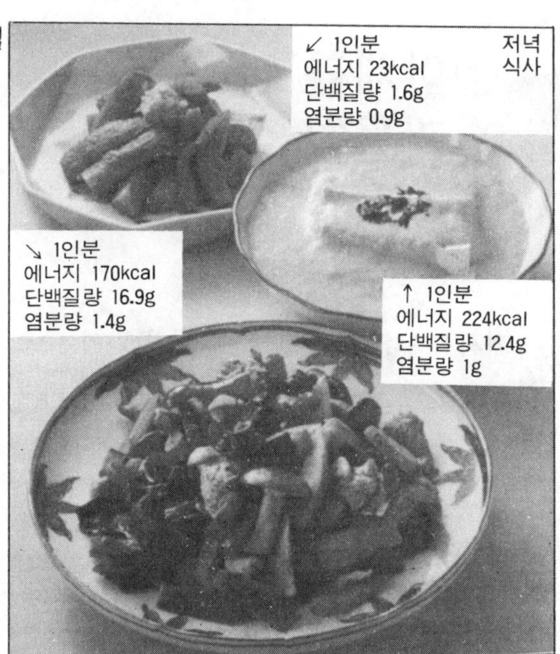

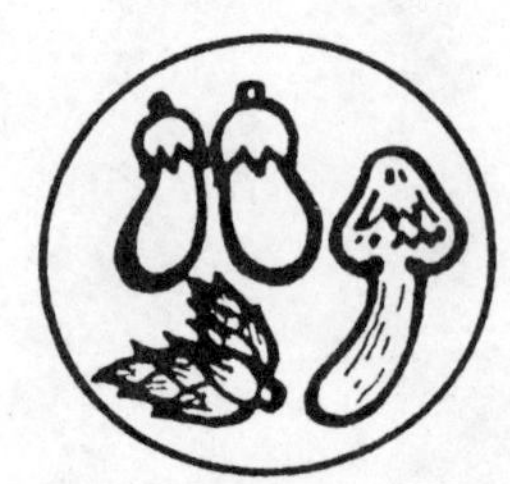

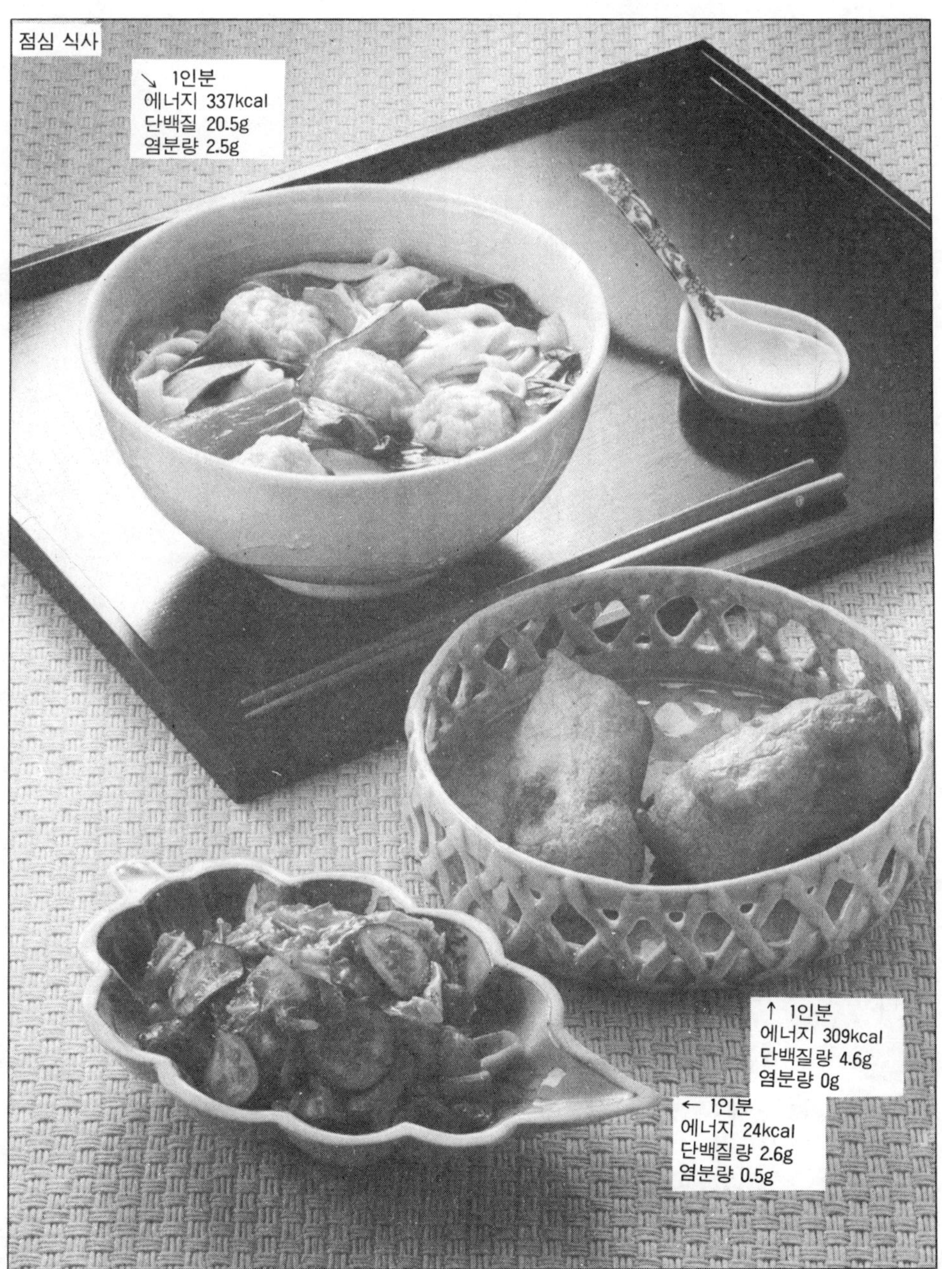
점심 식사

↘ 1인분
에너지 337kcal
단백질 20.5g
염분량 2.5g

↑ 1인분
에너지 309kcal
단백질량 4.6g
염분량 0g

← 1인분
에너지 24kcal
단백질량 2.6g
염분량 0.5g

무 말랭이 조림

재료(4인분)

무 말랭이 40g, 당근 80g, 참기름 작은술 2개, 돼지고기 간 것(기름기가 없는 부위) 40g, 조림 국물＝설탕 큰술 $1\frac{1}{3}$, 간장 큰술 $1\frac{1}{3}$, 샐러드 기름 큰술 $1\frac{1}{3}$.

만드는 법

① 무 말랭이는 물에 불리고 당근은 껍질을 벗겨 채썬다.

② 냄비에 참기름을 넣고 달구어 돼지고기를 넣어 볶다가 당근과 무 말랭이를 넣고 볶다가 당근과 무 말랭이를 넣어 볶는다.

③ ②에 조림 국물을 넣어 약 5분간 조린다.

우엉 무침

재료(4인분)

우엉 200g, 볶은 깨(흰 것) 큰술 $1\frac{1}{3}$, 조미료＝식초, 설탕.

만드는 법

① 우엉은 껍질을 벗겨 약 5cm 길이로 잘라 두툼한 부분을 세로로 네 등분으로 가르고, 가는 부분은 반으로 갈라 식초를 조금 탄 물에 담군다.

② 볶은깨는 빻아 식초 큰술 2개, 설탕 큰술 1개를 넣어 혼합한다.

③ 끓는 물에 우엉을 넣고 부드러워지면 꺼내 ②로 무친다.

가지 된장국

재료(4인분)

가지 1개, 생강 조금, 육수 4컵, 된장 큰술 4개.

만드는 법

① 가지는 꼭지를 떼고 둥글게 썰어 물에 담그고 생강은 채썰어 둔다.

② 냄비에 육수를 넣어 끓여 물기를 짠 가지를 넣고 익으면 된장을 풀고 생강을 넣는다.

과일 요구르트 무침

재료(4인분)

가지 160g, 키위 160g, 사과 160g, 프레인 요구르트 600g.

만드는 법

① 가지와 키위는 껍질을 벗겨 심을 제거하고 약 1cm로 썰고 사과는 껍질 채 심을 제거하고 약 1cm로 썬다.

② 요구르트로 과일 3종류를 무친다.

생선 완자탕

재료(4인분)

흰살 생선(중간 것) 240g, 계란 1개, 녹말가루 큰술 $1\frac{1}{3}$, 밑간=술 작은술 2개, 소금 작은술 1개, 닭고기 스프 6컵, 국물, 조미료=술 큰술 $1\frac{1}{3}$, 소금 작은술 6개, 간장 작은술 2개, 당면(삶은 것) 1kg.

만드는 법

① 흰살 생선은 칼로 두드려 찧어 계란을 넣고 섞은 다음 밑간의 조미료를 넣고 다시 찧어 녹말가루를 넣어 섞는다.

② 냄비에 닭고기 스프를 넣어 불을 켜 끓으면 ①을 약 3cm 정도의 크기로 빚어 넣는다. 완자가 떠오르면 국물의 조미료를 넣는다.

③ 당면은 6~7cm 길이로 썰어 둔다.

④ ②의 냄비에 당면을 넣고 한 소끔 끓으면 불을 끈다.

야채 무침

재료(4인분)

양배추 250g, 오이 $\frac{1}{2}$ 개, 가다랭이 보푸라기 8g, 조미료＝간장.

만드는 법

양배추는 굵직하게 채썰어 살짝 데친다. 오이는 잘게 썬다.

② 오이와 양배추를 물기를 짜 가다랭이 보뚜라기와 간장 작은술 2로 무친다.

중국식 바나나 튀김

재료(4인분)

바나나 4개, 밀가루 큰술 6개, 레몬즙 조금, 콩고물(시판) 60g, 녹말가루 큰술 1개, 계란 흰자(작은 것) 2개분, 튀김 기름 적당히, 설탕 조금.

만드는 법

① 밀가루를 물 큰술 4개에 풀어 약 10분간 둔다.

② 바나나의 껍질을 벗겨 레몬즙을 뿌려 세로로 반으로 잘라 콩고물을

얇게 씌워 3~4등분하여 각각 녹말가루를 뿌려 모양을 정돈한다.

③ 볼에 계란 흰자 거품을 내어 ①을 넣어 거품이 꺼지기 않도록 섞는다.

④ ②의 바나나에 ③의 옷을 입혀 약 150℃의 기름 속에 한번씩 넣었다 빼고 불을 강하게 하여 기름을 빼 그릇에 담는다.

버섯 볶음

재료(4인분)

생표고버섯 4장, 목이 버섯(말린 것) 20g, 송이버섯 80g, 데친 버섯 120g, 피망 4개, 오이 2개, 샐러드 기름 큰술 $2\frac{2}{3}$, 닭고기 가슴살 240g, 밑맛＝술 작은술 2개, 후추 조금, 조미료＝콩가루 작은술 $1\frac{1}{3}$, 간장 큰술 $1\frac{1}{3}$, 설탕 작은술 1, 술 큰술 $1\frac{1}{3}$, 소금 작은술 2, 식초 작은술 1.

만드는 법

① 생표고버섯은 자루를 떼내고 넷으로 찢는다.

② 목이버섯은 물에 불린다.

③ 송이버섯은 자루를 떼고 작게 나눈다.

④ 데친 버섯은 얇게 썬다.

⑤ 피망은 씨를 빼 나박썰기 한다.

⑥ 오이는 약 3cm 길이로 썬 뒤 세로로 6등분으로 나눈다.

⑦ 닭고기 가슴살은 먹기 좋게 잘라 밑간을 해 둔다.

⑧ 냄비에 샐러드 기름을 달구어 닭고기 가슴살을 볶고 야채를 넣어 볶다가 조미료를 넣고 다시 볶는다.

두부탕

재료(4인분)

두부 240g, 참마 320g, 육수 1컵, 계란 노른자 4개분, 된장 큰술 2개, 김 조금.

만드는 법

① 참마는 껍질을 벗겨 갈아 육수, 계란, 된장을 넣고 잘 간다.

② 두부는 6~7mm 두께 약 5cm 길이로 썰어 그릇에 담고 ①을 끼얹은 뒤 김을 뿌린다.

가지 구이

재료(4인분)

가지 8개, 육수 $1\frac{1}{3}$ 컵, 생강 20g, 조미료＝간장.

만드는 법

① 가지는 불로 구워 껍질을 벗긴다.

② 손으로 찢어 그릇에 담고 육수와 간장 큰술 $1\frac{1}{3}$ 을 섞은 것을 뿌리고 간 생강을 얹는다.

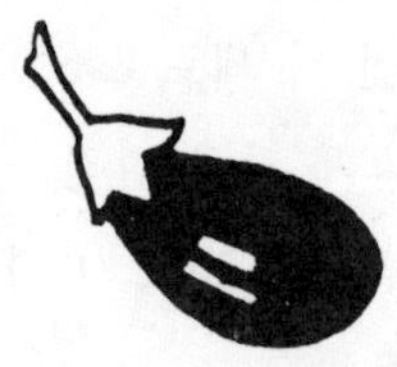

□야채를 이용한──
겨울철 식단

〔**브로컬리**〕 양배추의 일종으로 체내에 들어가면 비타민 A의 역할을 하는 카로틴이나 비타민 C가 많고 시금치가 갖고 있는 성분과 비슷하다.

- 1인분 1일량──에너지 1924kcal
  - 단백질량 79g
  - 염분량 8.1g

아침 식사

□야채 계란 구이

□쑥갓 나물

□두부와 버섯 된장국

□밥(200g)

1인분의 • 에너지 558kcal
- 단백질량 21.2g
- 염분량 3.1g

점심 식사

□잡탕

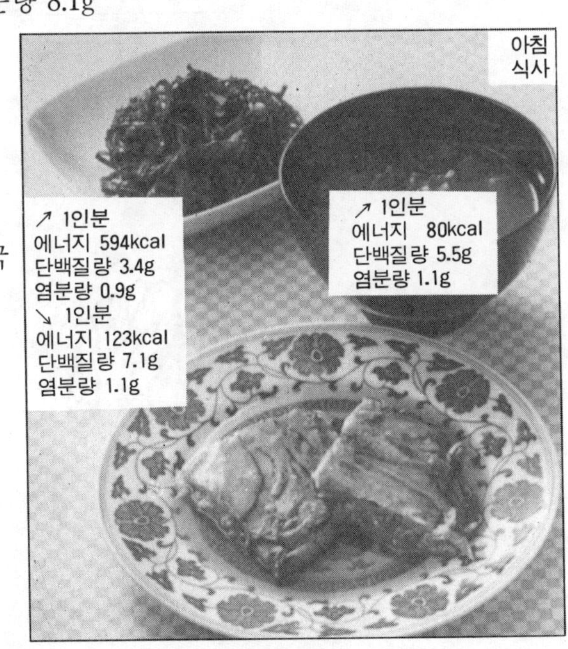

□ 고구마 밀크 조림
□ 사과 무침

1인분의 • 에너지 535kcal
　　　• 단백질량 21.1g
　　　• 염분량 1.3g

저녁 식사

□ 일식 스튜
□ 버섯 튀김
□ 배추 샐러드
□ 귤
□ 밥(200g)

1인분의 • 에너지 831kcal
　　　• 단백질량 36.7g
　　　• 염분량 3.7g

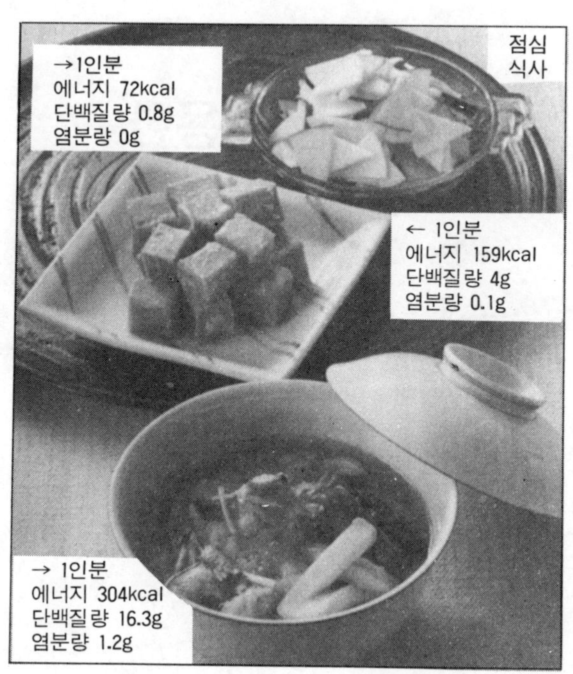

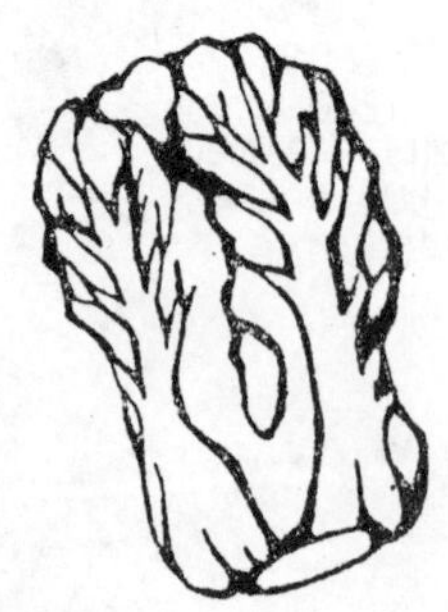

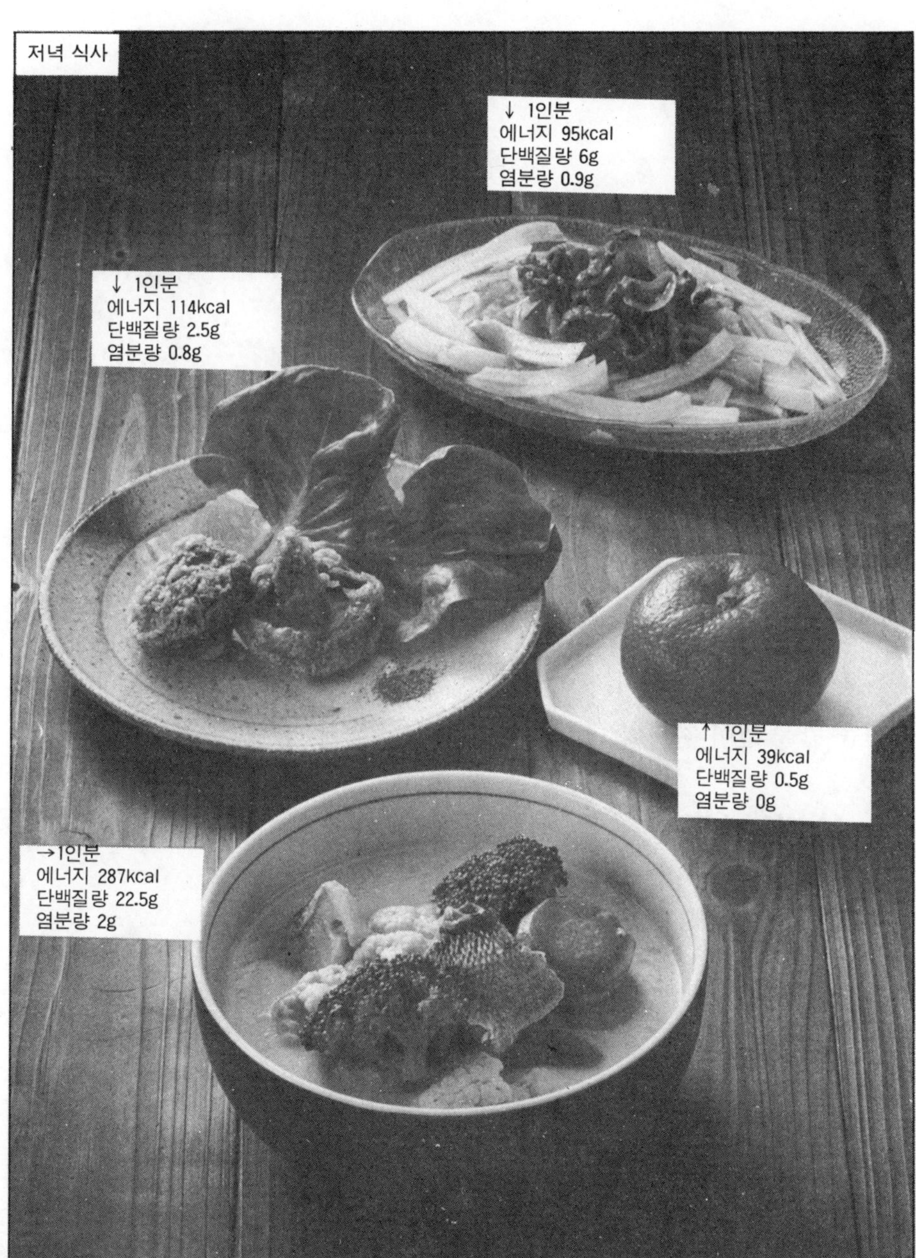

저녁 식사

↓ 1인분
에너지 95kcal
단백질량 6g
염분량 0.9g

↓ 1인분
에너지 114kcal
단백질량 2.5g
염분량 0.8g

↑ 1인분
에너지 39kcal
단백질량 0.5g
염분량 0g

→1인분
에너지 287kcal
단백질량 22.5g
염분량 2g

야채 계란 구이

재료(4인분)

계란 4개, 파 40g, 데친 버섯 40g, 생표고버섯 40g, 샐러드 기름 작은술 2개, 소스=설탕 큰술 $1\frac{1}{2}$, 간장 작은술 2개, 육수 $1\frac{1}{3}$ 컵, 소금 조금, 녹말가루 큰술 $\frac{1}{2}$.

만드는 법

① 파는 조금 폭이 넓게 썰고 데친 버섯은 채썬다. 생표고버섯은 자루를 떼어내고 채썬다.

② 볼에 계란을 풀어 ①의 야채를 넣어 섞는다.

③ 중국식 냄비에 샐러드 기름을 달구어 ③의 계란 반을 넣어 모양을 다듬으며 굽는다. 이것을 두 개 만든다.

④ 소스 재료를 섞어 끓여 배의 물에 탄 녹말을 넣어 걸죽하게 만든 다음 반을 썰어 접시에 담은 계란 위에 끼얹는다.

쑥갓 나물

재료(4인분)

쑥갓 300g, 파 40g, 볶은 깨(흰 것) 큰술 $1\frac{1}{3}$, 조미료= 참기름 작은술 2개, 간장 큰술 $1\frac{1}{3}$, 후추 조금.

만드는 법

① 쑥갓은 살짝 데쳐 물에 담아 식혀 물기를 거두어 약 5cm 길이로 썬다.

② 파는 다지고 볶은깨는 빻는다.

③ 조미료를 모아 파와 깨를 넣고 섞어 쑥갓을 무친다.

두부 버섯 된장국

재료(4인분)

두부 200g, 버섯 40g, 대파 40g, 육수 3컵, 된장 큰술 4개.

만드는 법

① 두부는 약 1cm 사각으로 썬다. 버섯은 살짝 데쳐 씻어 둔다. 대파는 약 5mm 정도로 썬다.

② 냄비에 육수를 부어 끓여 된장을 풀고 두부와 버섯을 넣는다. 두부가 물러지면 불을 끄고 대파를 넣는다.

잡탕

재료(4인분)

떡 400g, 닭고기 가슴살 160g, 솎아 낸 채소 80g, 파드득 나물 40g, 어묵 40g, 육수 3컵, 무 간 것 200g, 조미료＝간장, 소금.

만드는 법

① 닭고기 가슴살은 잘게 찢는다. 솎아 낸 채소는 데쳐 물에 담구었다가 약 5cm 길이로 썬다. 파드득 나물은 약 3cm 길이로 썬다. 떡은 살짝 구워 둔다. 나물은 먹기 좋은 크기로 썬다.

② 냄비에 육수를 붓고 끓여 간장 작은술 2개, 소금 작은술 2개를 넣어 조미하여 가슴살을 넣어 색이 변하면 떡을 넣어 한소끔 끓인 다음 무 간 것을 넣는다.

③ 그릇에 ②를 담고 슮아 낸 채소, 파드득나물, 어묵을 얹는다.

고구마 밀크 조림

재료(4인분)

고구마 320g, 우유 2컵, 꿀 큰술 2개.

만드는 법

① 고구마는 껍질을 벗겨 약 1.5cm로 잘라 물에 담군다.

② 냄비에 물 1컵과 고구마를 넣어 불을 켜 끓으면 불을 줄여 2~3분간 삶아 체에 건진다.

③ 냄비에 우유와 꿀을 넣고 고구마를 넣어 종이 뚜껑을 덮고 끓으면 불을 쓰고 은근히 조린다.

사과 무침

재료(4인분)

사과 400g, 무청 400g, 레몬즙(큰 것)으로 1개 분량, 조미료＝설탕.

만드는 법

① 사과는 껍질 채 나박썰기 한다. 무청은 껍질을 벗겨 나박썰기 한다.

② 볼에 레몬즙과 설탕 큰술 $1\frac{1}{3}$ 을 섞어 사과와 무청을 무친다.

일식 스튜

재료(4인분)

생대구 280g, 당근 200g, 컬리플라워 300g, 브로컬리 200g, 작은 양파 200g, 마아가린 큰술 2개, 육수 6컵, 된장 큰술 4개, 우유 2컵, 조미료＝간장, 맛술, 술, 후추.

만드는 법

① 생대구는 먹기 좋은 크기로 자른다. 당근은 껍질을 벗겨 약 1cm 두께로 둥글게 썬다. 컬리플라워와 브로컬리는 몇 개로 나눈다. 작은 양파는 껍질을 벗긴다.

② 냄비에 마아가린을 넣고 달구어 대구를 넣어 양면을 구워낸다.

③ 양파·당근을 넣어 볶다가 컬리플라워를 넣고 육수를 부어 끓어 오르면 대구를 넣어 중간 불에서 거품을 거두어 내며 7~8분간 끓인다.

④ 된장을 풀고 간장 작은술 2개, 맛술 작은술 2개, 술 큰술 1개, 브로컬리, 후추 조금을 넣어 야채가 부드러워질 때까지 조린 다음 우유를 넣는다.

버섯 튀김

재료(4인분)

생표고버섯 8장, 계란(1개), 밀가루 큰술 4개, 녹말가루 큰술 2개, 튀김기름 적당히, 샐러드잎 1장, 삼초 소금＝가루 삼초 조금, 소금 작은술 2개, 레몬 $\frac{1}{2}$ 개.

만드는 법

① 생표고버섯은 자루를 뗀다.

② 계란을 풀어 물을 넣어 1컵을 만들어 밀가루와 녹말가루를 섞는

다.

③ 튀김기름을 달구어 표고버섯에 ②의 옷을 입혀 튀긴다.

④ 그릇에 샐러드잎을 깔고 ③의 표고버섯을 담고 삼초 소금과 레몬을 곁들인다.

배추 샐러드

재료(4인분)

배추(줄기 만) 400g, 돼지고기(기름기가 없는 부위) 80g, 파 40g, 샐러드 기름 큰술 $1\frac{1}{3}$, 국물＝겨자 작은술 2개, 간장, 식초, 술 각 큰술 $1\frac{1}{3}$, 설탕 작은술 2개, 조미료＝술.

만드는 법

① 돼지고기는 채썰어 술 작은술 2개를 뿌린다. 파는 어슷하게 썰어 둔다.

② 샐러드 기름을 달구어 돼지고기와 파를 볶는다. 배추는 채썬다.

③ 국물 재료를 모은다.

④ 그릇에 배추를 담아 ②를 얹고 먹기 직전에 국물을 끼얹는다.

귤

재료(4인분)

귤 4개.

□야채를 이용한──
사계절 식단

〔**피망**〕비타민류를 많이 함유하고 있다. 특히 카로틴이나 비타민 B_1, C가 많다. 독특한 향과 아삭거리는 맛을 살리는 것이 요리의 요령.

• 1인분 1일량──에너지 1954kcal

　　　　　　　단백질량 77.8g

　　　　　　　염분량 9g

아침 식사

□ 햄과 야채 소태

□ 양파 샐러드

□ 그레이프 후르츠

□ 우유

□ 토스트빵(90g)

□ 마아가린(작은술 1개)

□ 쨈(작은술 2개)

1인분의 • 에너지 659kcal

　　　• 단백질량 23.7g

　　　• 염분량 3.2g

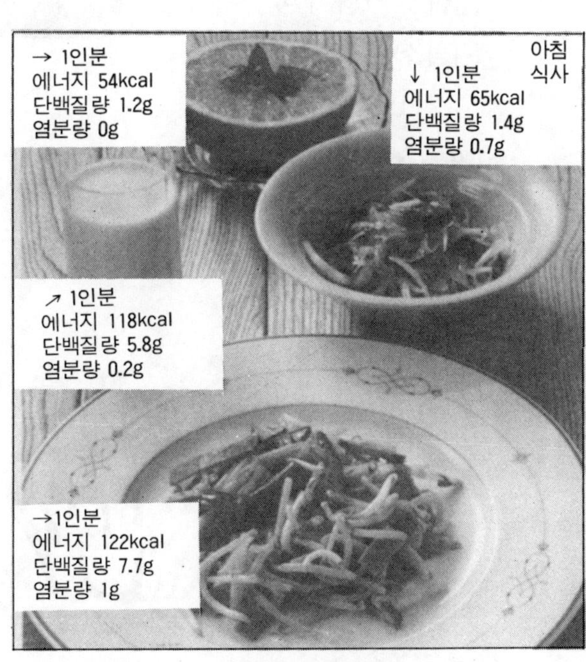

점심 식사

☐ 표고버섯 덮밥

☐ 무우 식초 무침

☐ 콩 다시마 조림

☐ 유채국

1인분의 • 에너지 532kcal

• 단백질량 21.4g

• 염분량 3.4g

저녁 식사

☐ 소고기 소태 차조기 소스

☐ 솎아 낸 채소 절임

☐ 버섯 석쇠 구이

☐ 믹스 후르츠

☐ 밥(150g)

1인분의 • 에너지 763kcal

• 단백질량 32.7g

• 염분량 2.4g

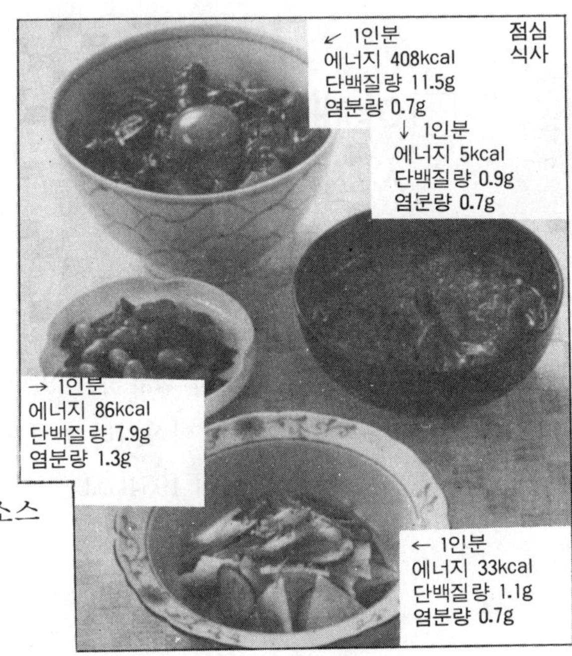

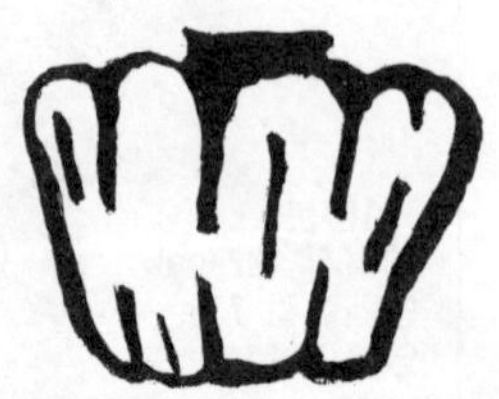

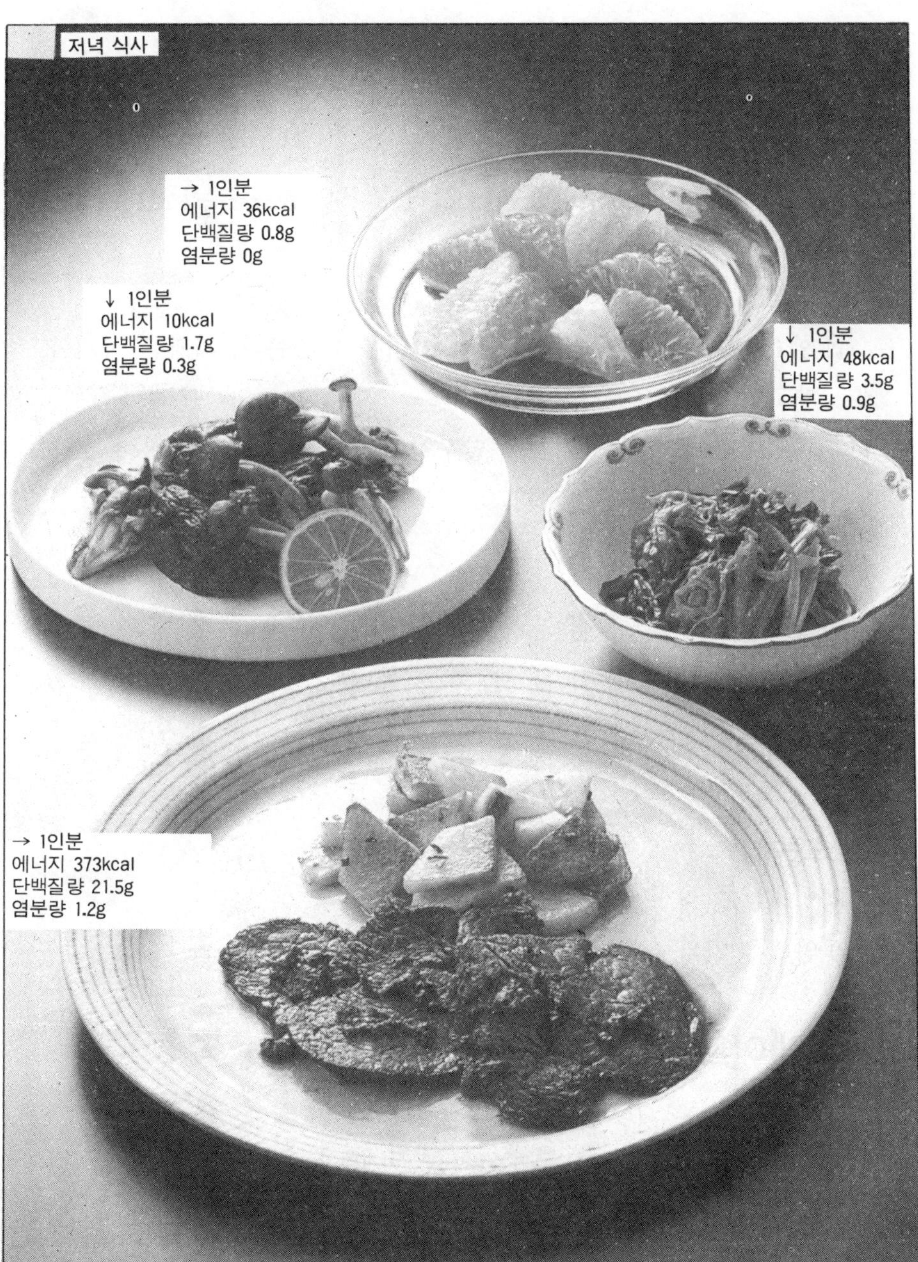
저녁 식사

→ 1인분
에너지 36kcal
단백질량 0.8g
염분량 0g

↓ 1인분
에너지 10kcal
단백질량 1.7g
염분량 0.3g

↓ 1인분
에너지 48kcal
단백질량 3.5g
염분량 0.9g

→ 1인분
에너지 373kcal
단백질량 21.5g
염분량 1.2g

햄과 야채 소태

재료(4인분)

햄 120g, 콩나물 320g, 피망 80g, 샐러드 기름 큰술 $1\frac{1}{3}$, 조미료=소금, 후추.

만드는 법

① 햄은 채썰고 콩나물은 껍질과 꼬리를 다듬는다. 피망은 꼭지와 씨를 빼고 채썬다.

② 후라이팬에 샐러드 기름을 달구어 햄, 콩나물, 피망을 볶아 소금 작은술 1개, 후추 조금을 뿌린다.

양파 샐러드

재료(4인분)

양파 240g, 크레송 40g, 드레싱=레몬즙 큰술 $1\frac{1}{3}$, 간장 큰술 1, 참기름 $1\frac{1}{3}$.

만드는 법

① 양파는 얇게 썰어 물에 담근다.

② 양파를 건져 물기를 제거하여 크레송과 섞어 드레싱으로 무친다.

그레이프 후르츠

재료(4인분)

그레이프 후르츠 2개, 민트 잎(있으면) 조금.

우유

재료(4인분)

우유 4컵.

생표고버섯 덮밥

재료(4인분)

밥 800g, 생표고버섯 24장, 육수 1컵, 가다랭이 보푸라기 큰술 4개, 국물=간장 큰술 1, 술 큰술 2, 맛술 큰술 2, 계란 노른자 4개분, 구운김 $\frac{1}{2}$장.

만드는 법

① 생표고버벗은 자루를 떼고 약 1cm 폭으로 썬다.

② 냄비에 육수와 가다랭이 보푸라기를 넣어 끓여 국물 재료를 넣고 표고버섯을 넣어 중간 불에서 5~6분간 조린다.

③ 그릇에 밥을 담고 표고버섯을 얹고 중앙에 계란을 떨어 트린 다음 채썬 김을 뿌린다.

무 무침

재료(4인분)

무 200g, 당근 40g, 오이 40g, 유자 껍질 조금, 볶은 깨(흰 것) 작은술 2개, 초미료=식초 큰술 $2\frac{2}{3}$, 소금 작은술 1, 설탕 작은술 $2\frac{2}{3}$, 간장 작은술 2.

만드는 법

① 무와 당근은 껍질을 벗겨 굵직하게 채썬다. 오이는 작게 둥글게 썬다. 유자 껍질은 채썬다.

② 볶은 깨는 빻아 조미료와 합쳐 야채를 넣고 무친다. 그릇에 담고 유자 껍질을 얹는다.

콩 다시마 조림

재료(4인분)

콩(말린 것) 80g, 다시마 20g, 조미료＝간장.

만드는 법

① 콩은 하룻밤 물에 담구었다가 그대로 불 위에 얹어 끓으면 물을 버리고 물을 넣어 콩이 물러질 때까지 조린다.

② 다시마는 7~8mm로 썰어 1컵의 물에 담구어 둔다.

③ ②의 물을 따라 낸 콩을 넣어 간장 큰술 $1\frac{1}{3}$ 로 조미하여 7~8분간 조린다.

유채 된장국

재료(4인분)

유채 40g, 다시마 20g, 육수 3컵, 조미료＝간장.

만드는 법

① 유채는 끓는 물에 살짝 데쳐 물에 담구었다 물을 짠다.

② 그릇에 다시마를 넣고 유채를 넣어 간장 1인당 작은술 $\frac{1}{2}$ 씩을 넣

어 뜨거운 육수를 붓는다.

소고기 소태와 차조기 소스

재료(4인분)

송아지 고기(또는 등심) 400g, 푸른 차조기잎 16장, 샐러드 기름 큰술 $1\frac{1}{3}$, 레몬즙 큰술 $1\frac{1}{3}$, 마늘(다진 것) 작은술 2개, 조미료＝소금, 후추, 간장.

만드는 법

① 소고기는 한 입 크기로 썰어 가볍게 두드려 소금 작은술 2개, 후추 조금을 뿌린다. 푸른 차조기잎은 채썬다.

② 후라이팬에 샐러드 기름을 달구어 소고기를 넣고 양면을 구워 준비한 푸른 차조기잎 반 량과 레몬즙, 간장 작은술 4개를 넣어 고기에 뿌리고 불을 끄고 남은 차조기 잎을 곁들여 그릇에 담는다.

③ 감자는 껍질을 벗겨 얇게 채썰어 물에 담구었다가 살짝 삶는다.

④ 후라이팬에 마아가린을 녹여 마늘을 넣고 색이 나게 볶아 감자도 넣고 볶고 후추를 조금 뿌려 ②의 그릇에 담아 곁들인다.

솎아 낸 채소 절임

재료(4인분)

솎아 낸 채소 280g, 김 40g, 육수 큰술 $1\frac{1}{3}$, 조미료＝간장, 식초.

만드는 법

① 솎아낸 채소는 끓는 물에 데쳐 찬물에 담구었다가 물기를 빼 4～5

cm 길이로 썬다.

② 김은 부수어 놓는다.

③ 육수와 간장 큰술 1개를 합쳐 슖아 낸 채소와 김을 넣어 무친다.

버섯 석쇠 구이

재료(4인분)

작은 송이 2뭉치, 생표고버섯 12장, 귤 1개, 조미료＝간장, 술.

만드는 법

① 작은 송이는 자루를 작게 나눈다. 생표고버섯도 자루를 떼 반으로 찢는다. 간장 작은술 1개와 술 큰술 2개를 섞는다.

② 작은 송이와 생표고버섯을 석쇠로 구워 ①의 조미료로 무쳐 그릇에 담고 귤을 얇게 썰어 곁들인다.

믹스 후르츠

재료(4인분)

그레이프 후르츠 1개, 오렌지 1개.

커티지 치즈

스킴 밀크(탈지유)와 식초만 있으면 집에서 맛있는 커티지 치즈를 아주 간단하게 만들 수 있다. 샌드위치나 샐러드에 폭넓게 이용할 수 있는 지방이 적은 치즈를 꼭 만들어 보기 바란다.

재료(완성품 약 2컵) 스킴 밀크 $1\frac{1}{2}$ 컵, 물 5컵, 식초 $\frac{1}{3}$ 컵.

만드는 법

① 냄비에 물을 붓고 스킴 밀크를 넣어 섞어 약 40℃로 데운다.

② 약 40℃가 되면 식초를 넣고 잘 섞는다.

③ 거품기로 저으면 응어리가 생긴다.

② 옆에서 보면 치즈와 수분이 분리되어 있는 것을 잘 알 수 있다.

⑤ ④의 상태가 되면 볼에 거즈를 깔고 ④를 붓는다.

⑥ 거즈를 꼭 짠다.

⑦ 손으로 커티지 치즈를 완성한다. 냉장고에서 3일간 보존 가능.

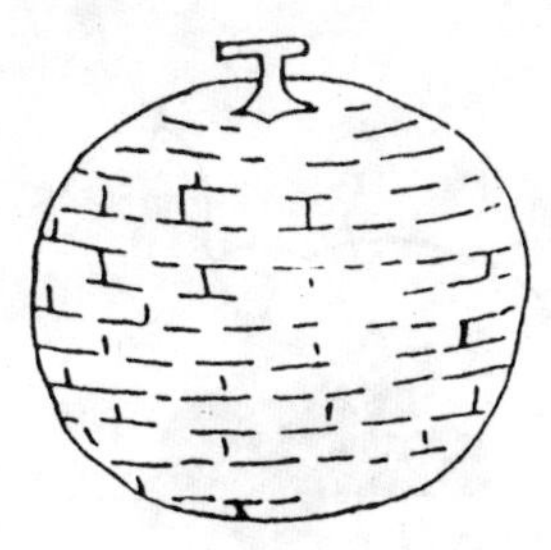

심장병으로
고생하는 사람을 위한
식단에 변화를 주는
일품 요리

심장병인 사람이 지켜야할 식이요법으로써 뒤에 의사와 관리 영양사의 해설에서 언급하듯 주의 사항이 있다. 그중에서도 특히 중요하다고 생각되는 '염분을 삼가한다', '비만을 시정한다', '콜레스테롤이나 동물성 지방을 삼가한다'라는 3가지 테마에 따라 일품 요리를 연구했다.

요리 그 자체의 소개와 마찬가지로 각 요리마다 재료 선택법, 조미료 사용법, 조리방법 등도 참고하기 바란다.

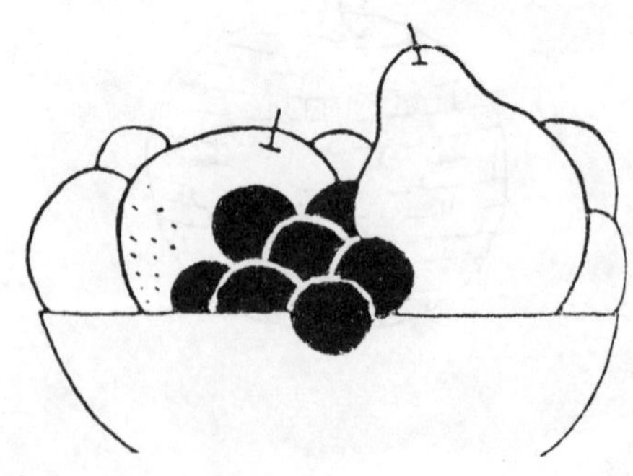

□향을 살리고
식염을 억제한 반찬 ──1

♣각각 재료에 맞는 스파이스로 좋은 향기를 곁들여 몸에 무리가 없는 저염의 맛있는 반찬이다.

흰살 생선 퍼프리카식 풍미구이

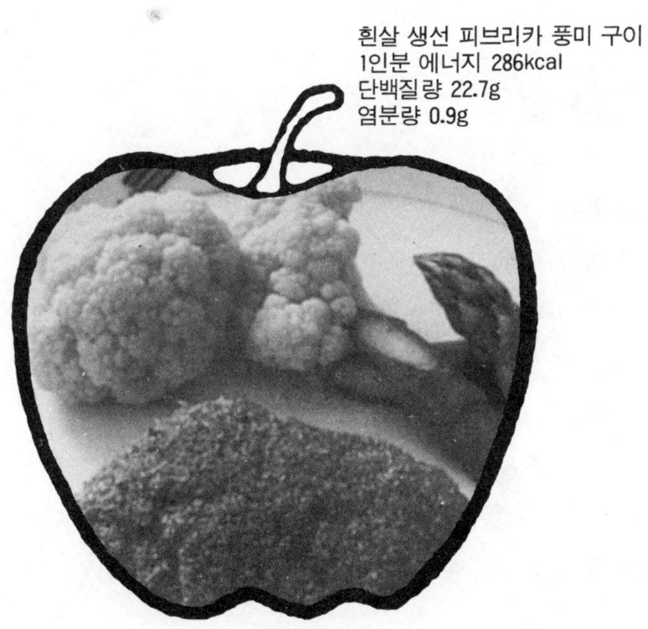

재료(4인분)

흰살 생선 320g, 컬리플라워 200g, 그린 아스파라가스 300g, 빵가루 1컵, 퍼프리카 작은술 1개, 파르메쟝 치즈 큰술 2개, 마아가린 큰술 3개, 조미료=소금, 후추.

만드는 법

① 흰살 생선에 소금, 후추를 각각 조금 뿌린다.

② 컬리플라워는 작게 나누어 살짝 데친다. 그린 아스파라가스도 데쳐 어슷하게 썬다.

③ 빵가루, 퍼프리카, 파르메쟝 치즈를 혼합하여 흰살 생선에 묻힌다.

④ 냄비에 마아가린을 녹여 ③의 생선을 굽는다.

⑤ 그릇에 담고 ④의 냄비에서 살짝 볶은 컬리플라워와 그린 아스파라가스를 곁들인다.

연근향 절임

재료(4인분)

연근 200g, 조미료=설탕 작은술 2개, 소금 작은술 2개, 식초 큰술 $2\frac{2}{3}$, 참기름 작은술 2, 칠리 소스 작은술 1개, 가루 삼초 조금, 조미료=식초.

만드는 법

① 연근은 껍질을 벗겨 둥글고 얇게 썰어 식초를 조금 탄 물에 담구었다가 식초를 넣은 끓는 물에서 살짝 데쳐 물기를 거둔다.

② 조미료를 혼합하여 연근을 넣어 약 20분간 조린다.

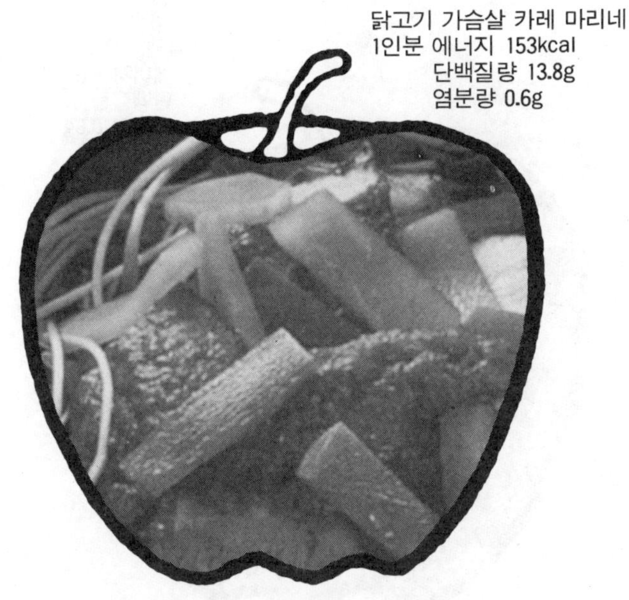

닭고기 가슴살 칼레 마리네

재료(4인분)

닭고기 가슴살 200g, 카레 가루 작은술 2개, 밀가루 큰술 2개, 튀김기름 적당히, 조미료＝식초 큰술 $2\frac{2}{3}$, 간장 작은술 $2\frac{2}{3}$, 육수 큰술 4, 설탕 작은술 $2\frac{2}{3}$, 당근 120g, 무청 200g, 떡잎 80g, 조미료＝술.

만드는 법

① 닭고기 가슴살은 힘줄을 제거하여 술 큰술 $1\frac{1}{3}$ 을 뿌리고 카레 가루를 뿌려 밀가루를 입힌다.

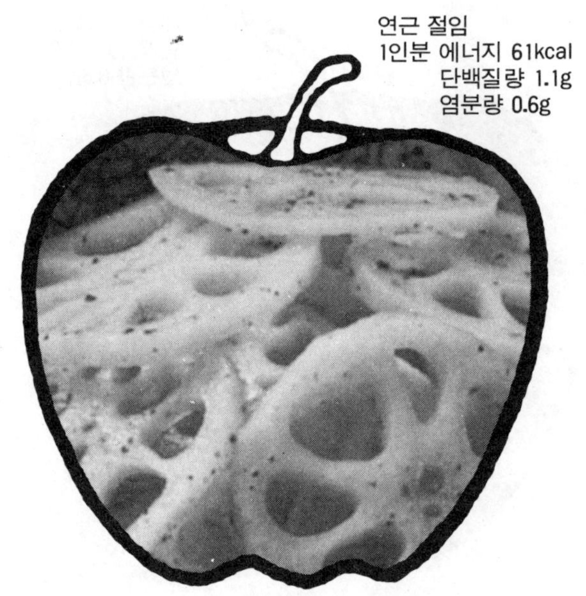

② 약 175℃의 튀김기름으로 튀긴다.

③ 조미료에 막 튀긴 가슴살을 넣어 섞는다.

④ 당근과 무청은 나박썰기하고 조금 단단한듯하게 데쳐 ③에 넣어 섞는다.

⑤ 그릇에 꼬리를 자른 떡잎을 깔고 카레 마리네를 담는다.

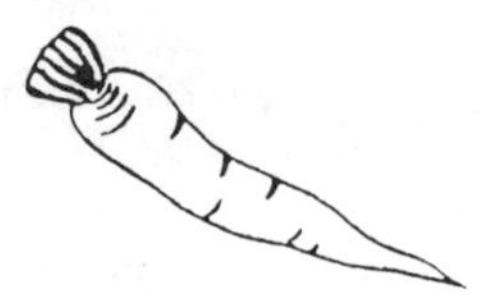

□향을 살리고
식염을 억제한 반찬 ──2

♣향기로운 야채, 푸른 차조기 잎, 유자 등의 향을 곁들여 염분을 줄인 반찬

샐러리와 돼지고기 볶음

재료(4인분)

샐러리 200g, 돼지고기 140g, 당근 80g, 콩나물 200g, 밑간=간장 작은술 $2\frac{2}{3}$, 술 큰술 $1\frac{1}{3}$, 생강즙 조금, 샐러드 기름 큰술 1개, 조미료=소금, 후추.

만드는 법

① 돼지고기는 2cm 폭으로 썰어 밑간 조미료에 담아 약 5분 정도 둔다.

② 샐러리는 비스듬히 약 5mm 폭으로 썬다. 당근은 나박썰기 콩나물은 꼬리를 다듬는다.

③ 냄비에 샐러드 기름을 달구어 돼지 고기를 넣고 볶아 색이 변하면 ②의 야채를 넣고 볶아 소금 작은술 2개와 후추 조금으로 맛을 정돈한다.

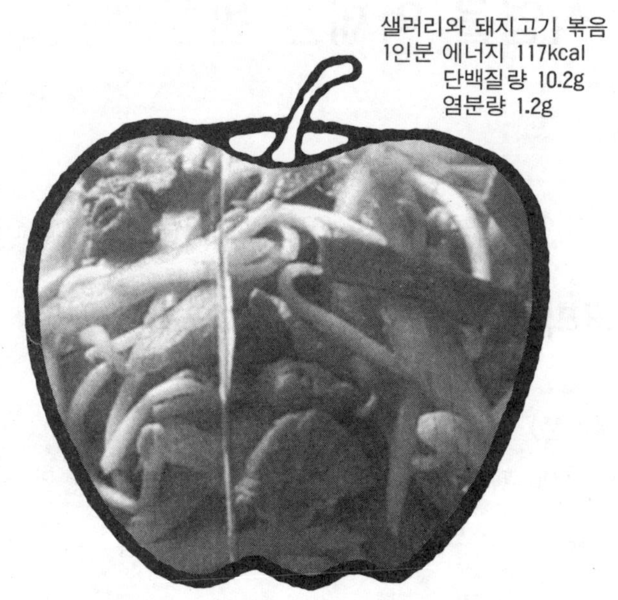

돼지고기 차조기 말이 튀김

재료(4인분)

돼지고기 넓적다리살 320g, 매실 큰술 $1\frac{1}{3}$, 푸른 차조기잎 16장, 밀가루 큰술 $2\frac{2}{3}$, 푼 계란(작은 것) 1개분, 빵가루 큰술 8, 튀김 기름 적당히, 엔다이브 50g, 레몬 $1\frac{1}{2}$ 개.

돼지고기 차조기 말이 튀김
1인분 에너지 363kcal
　　　단백질량 21.2g
　　　염분량 1.5g

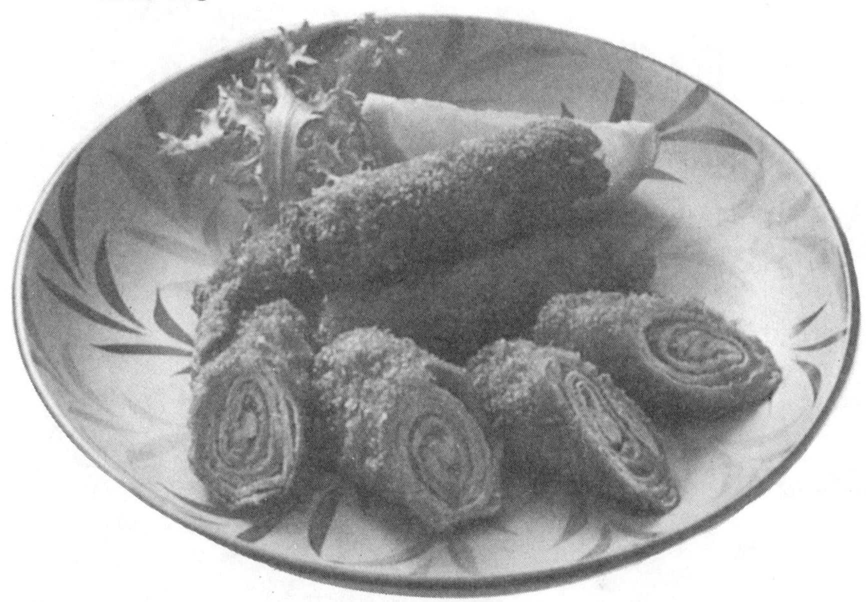

만드는 법

① 돼지고기를 넓게 펴 매실을 넣고 푸른 차조기를 얹어 만다.

② 밀가루, 계란, 빵가루 순으로 발라 약 170℃의 튀김 기름으로 튀긴다.

③ 먹기 좋은 크기로 썰어 그릇에 담고 엔다이브와 4등분 한 레몬을 곁들인다.

꼬치 고기 구이

재료(4인분)

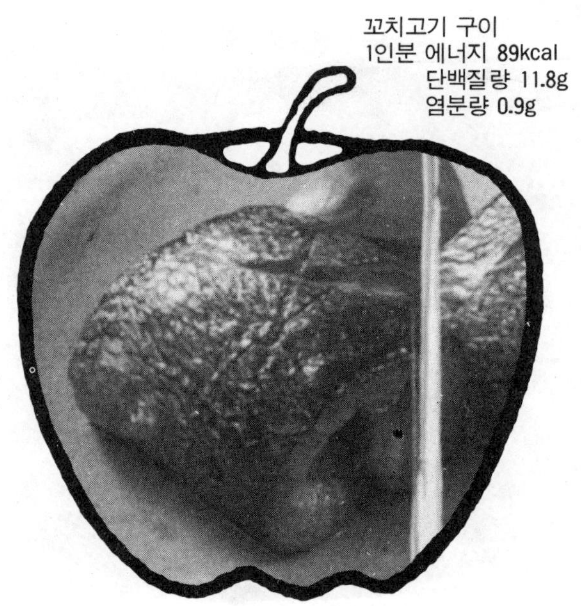

꼬치 고기 4마리(중간 것 240g), 밑간＝간장 큰술 $1\frac{1}{3}$, 맛술 작은술 2개, 술 작은술 2개, 유자 $\frac{1}{2}$ 개.

만드는 법

① 꼬치 고기는 3장으로 떠 껍질에 ×표로 칼집을 넣는다.

② 밑간 재료를 섞어 꼬치 고기를 넣고 때때로 뒤집으면서 30분 이상 둔다.

③ ②의 꼬치 고기를 대꼬챙이에 끼워 3~4분간 뒤집어 가며 구워 색이 나면 4등분한 유자를 곁들여 그릇에 담는다.

□신맛을 살려
식염을 억제한 반찬

♣식초, 레몬즙 등의 신맛을 살려 조미하면 싱거우면서 맛있는 요리를 만들 수 있
다.

야채 식초 무침

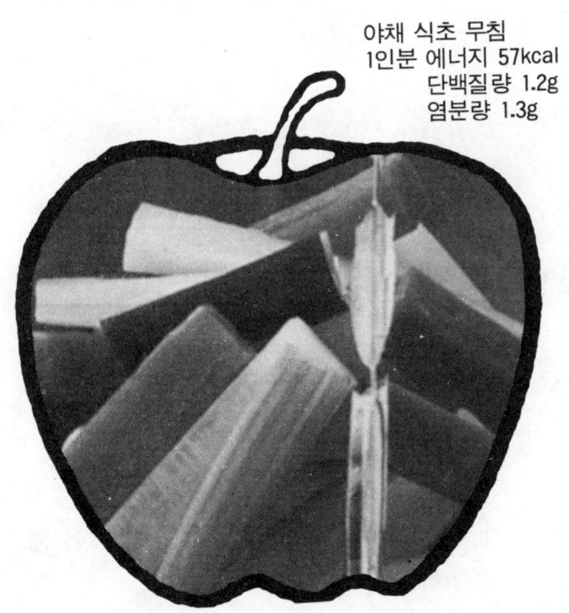

재료(4인분)

당근 200g, 무 100g, 샐러리 30g, 오이 100g, 샐러드 기름 작은술 1개, 조미료=소금, 설탕, 식초.

만드는 법

① 당근, 무는 폭 7~8mm, 3~4cm 길이로 썬다. 샐러리는 단단한 심을 제거하고 마찬가지로 썬다. 오이는 3~4cm 길이로 6등분한다.

② ①의 야채에 소금 작은술 1개를 뿌려 약 30분 정도 두고 숨이 죽으면 살짝 물에 씻어 물기를 짠다.

③ 샐러드 기름을 달구어 설탕 큰술 $2\frac{2}{3}$, 식초 큰술 $2\frac{2}{3}$ 를 넣어 한번 끓여 뜨거울 때 ②의 야채에 끼얹어 섞는다.

레몬 소스를 곁들인 닭고기

재료(4인분)

닭고기 정갱이살(껍질 없이) 320g, 계란 흰자 2개분, 녹말가루 작은술 2개, 튀김 기름 적당히, 레몬 소스=스프 1컵, 레몬즙 큰술 2개, 설탕 작은술 4개, 소금 작은술 2, 토마토 케찹 큰술 $1\frac{1}{3}$, 참기름 조금, 후추 조금, 녹말가루 큰술 2개, 레몬 1개, 조미료=술.

만드는 법

① 닭고기는 한입 크기로 잘라 술 큰술 $1\frac{1}{3}$ 을 뿌린다.

② 계란 흰자와 녹말가루를 발라 170℃로 달군 튀김기름으로 튀긴다.

③ 냄비에 녹말가루를 제외한 레몬 소스 재료를 섞어 끓여 배의 물에 탄 녹말가루를 넣어 걸죽하게 만든다.

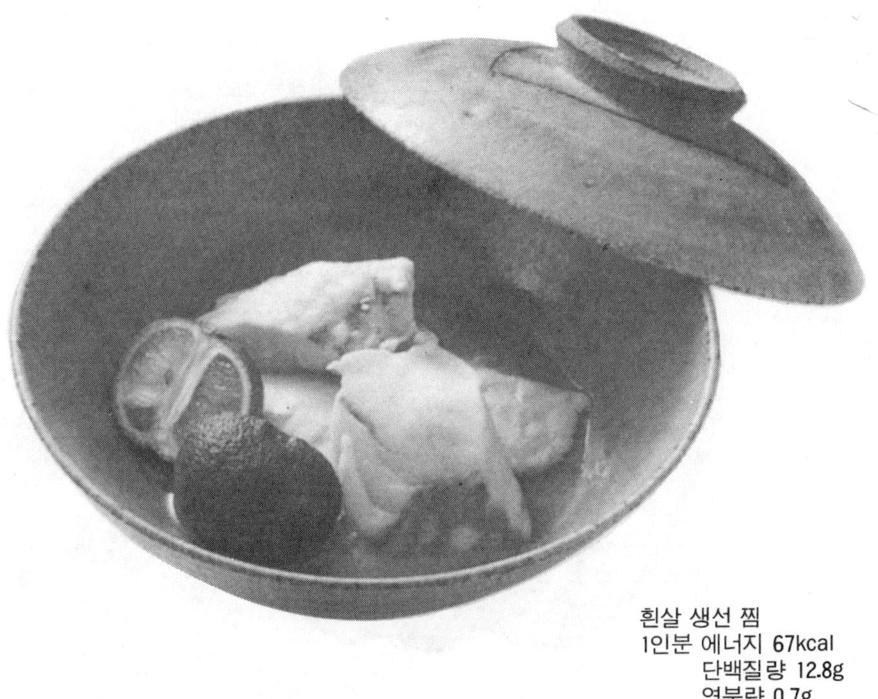

흰살 생선 찜
1인분 에너지 67kcal
        단백질량 12.8g
        염분량 0.7g

④ 그릇 주위에 레몬을 얇게 썰어 장식하고 튀긴 닭고기를 담아 레몬 소스를 끼얹어 작은 잎으로 장식한다.

흰살 생선 찜

재료(4인분)

흰살생선(중간 것) 320g, 레몬 얇게 썬 것 4장, 귤 4개, 조미료=식초, 술.

만드는 법

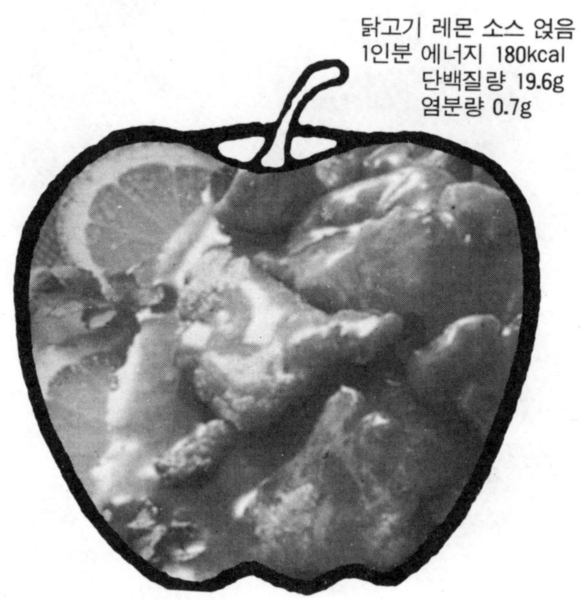

① 흰살 생선에 소금 작은술 2개, 술 작은술 4개를 뿌려 그릇에 넣고 레몬 얇게 썬 것을 그 사이에 끼워 뚜껑을 덮고 증기가 오르는 찜통에 넣어 10~15분간 찐다.

② 반으로 자른 귤을 곁들인다.

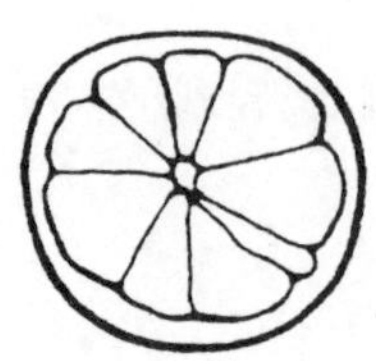

□설탕을 억제하며
염분을 줄인 반찬

♣염분은 설탕을 억제하면 무리없이 줄일 수 있다. 심심하면서도 맛있는 조림을
3가지 소개하겠다.

고기 채운 무청 조림

고기채운 무청 조림
1인분 에너지 79kcal
단백질량 5g
염분량 1.2g

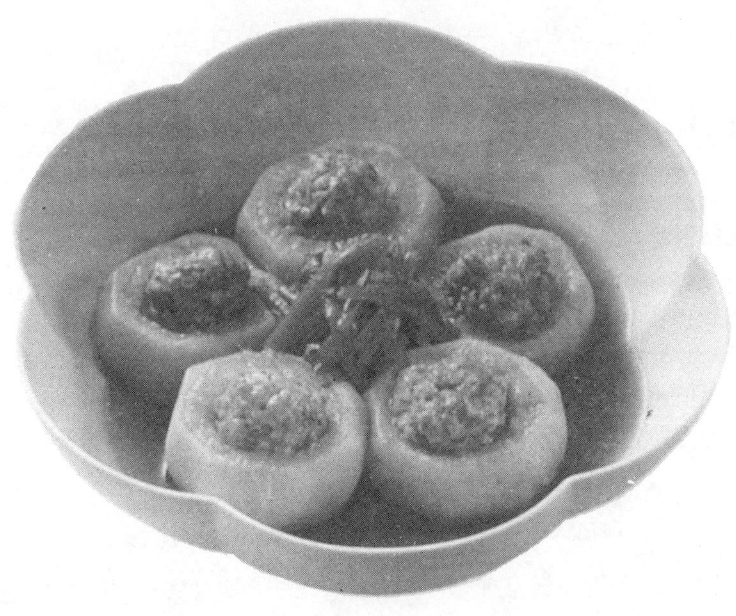

재료(4인분)

작은 무청 200g, 무청잎 80g, 닭고기 다진 것 80g, 파(다진 것) 큰술 2개, 생강(다진 것) 작은술 1개, 녹말가루 작은술 1개, 조림 국물=육수 $1\frac{1}{3}$컵, 술 큰술 2개, 간장 작은술 1개, 소금 작은술 $1\frac{1}{3}$, 맛술 작은술 1개, 조미료=술, 소금.

만드는 법

① 무청은 껍질을 벗겨 속을 스푼으로 도려 내고 잎은 4~5cm 길이로 썬다.

② 끓는 물에 무청과 무청 잎을 1~2분간 데쳐 물기를 뺀다.

③ 닭고기 간 것에 파 생강 다진 것, 술 작은술 1개, 소금 작은술 $2\frac{2}{3}$, 녹말가루를 넣어 섞는다.

④ 무청의 물기를 없애고 ③의 고기를 채워 냄비에 담아 조림 국물을 넣어 15~20분간 조린 뒤. 무청 잎을 넣어 한번 더 조린다.

흰살 생선 조림

재료(4인분)

흰살 생선(중간 것) 320g, 데친 버섯 80g, 당근 80g, 말린 표고버섯 4장, 파 40g, 파드득 나물 40g, 육수 $1\frac{1}{3}$컵, 조미료=소금, 간장, 술, 맛술.

만드는 법

① 파드득 나물 이외의 야채는 모두 채를 썬다(말린 표고버섯은 물에 불려 자루를 떼낸다).

② 육수, 소금 작은술 2개, 간장 작은술 $2\frac{2}{3}$, 술 큰술 4개, 맛술 큰술

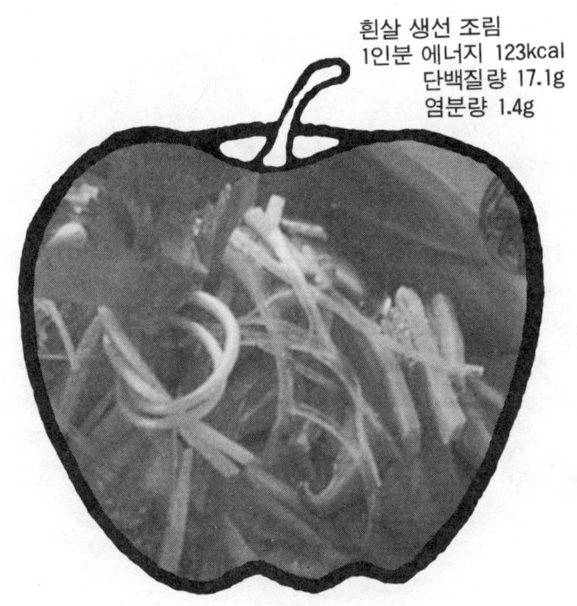

$1\frac{1}{3}$ 을 넣어 조려 넷으로 자른 생선 흰살을 넣어 2~3분간 조리고 버섯, 당근을 넣는다.

③ 5~6분간 조린 다음 파와 묶어 놓은 파드득 나물을 넣고 불을 끈다.

오색 조림

재료(4인분)

토란 240g, 무 400g, 당근 80g, 다시마 20g, 두부 어묵 100g, 조미료＝술, 소금, 간장, 맛술.

만드는 법

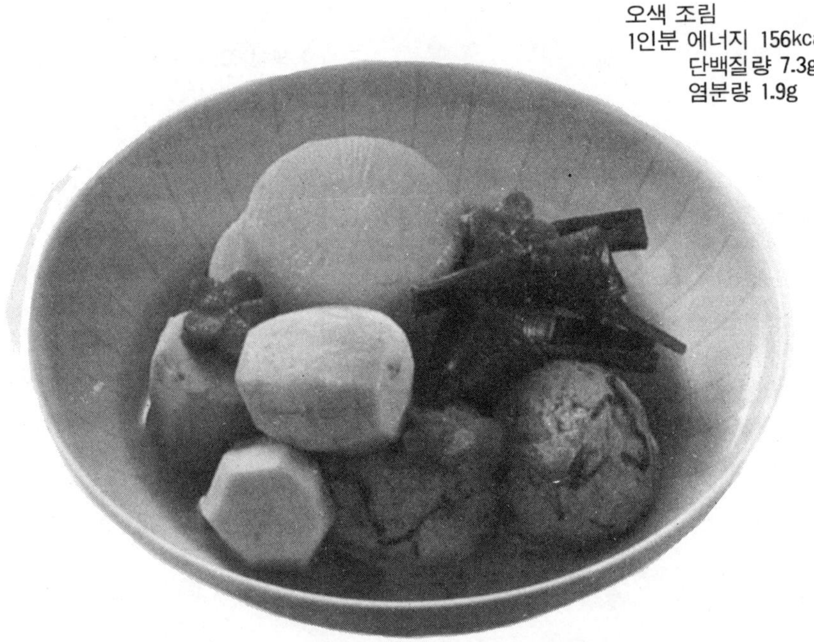

① 토란은 껍질을 벗겨 데친다. 무는 껍질을 벗겨 약 3cm 두께로 둥글게 썰어 쌀뜨물에 약 20분간 삶는다. 당근은 약 5mm 두께로 둥글게 썰어 장식용으로 살짝 데친다.

② 다시마는 4컵의 물에 담구어 불려 적당히 잘라 묶는다.

③ 두부, 어묵은 끓는 물을 붓는다.

④ ②의 다시마 국물에 술 $\frac{1}{2}$ 컵, 소금 작은술 2, 간장 큰술 $1\frac{1}{3}$, 맛술 큰술 1개를 넣어 당근 이외의 재료를 넣어 불에 올린다.

⑤ 끓으면 불을 줄여 약 40분간 조린 다음 당근을 넣어 약 20분간 조려 맛이 어우러지게 한다.

□저열량 반찬

♣거의 열량(칼로리)이 없는 미역, 곤약, 버섯을 사용하여 저열량 반찬을 만들었다.

미역 계란 반숙

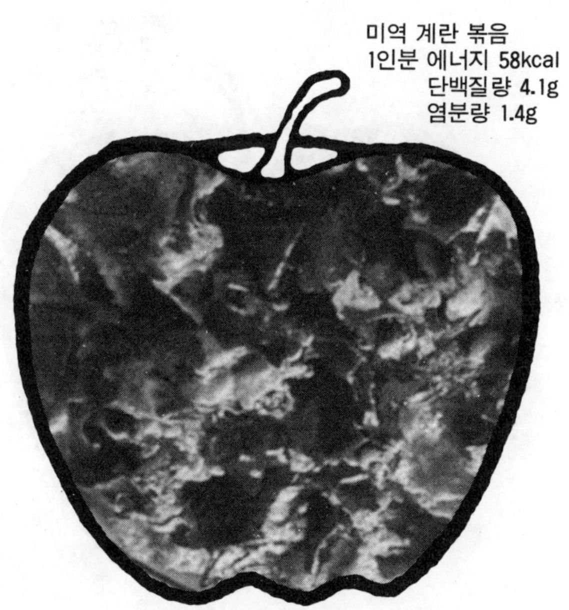

미역 계란 볶음
1인분 에너지 58kcal
단백질량 4.1g
염분량 1.4g

재료(4인분)

생미역 100g, 계란 2개, 육수 1컵, 조미료＝간장, 설탕, 맛술.

만드는 법

① 미역은 물에 잘 씻어 약 3cm 길이로 썬다.

② 냄비에 육수를 넣어 간장 큰술 $1\frac{1}{3}$, 설탕 작은술 $2\frac{2}{3}$, 맛술 작은술 2개를 넣어 끓이다가 미역을 넣고 또 끓으면 계란을 풀어 넣어 불을 줄이고 뚜껑을 덮어 약 25초간 조려 중앙이 반숙이 되면 불을 끈다.

곤약 생강 무침

재료(4인분)

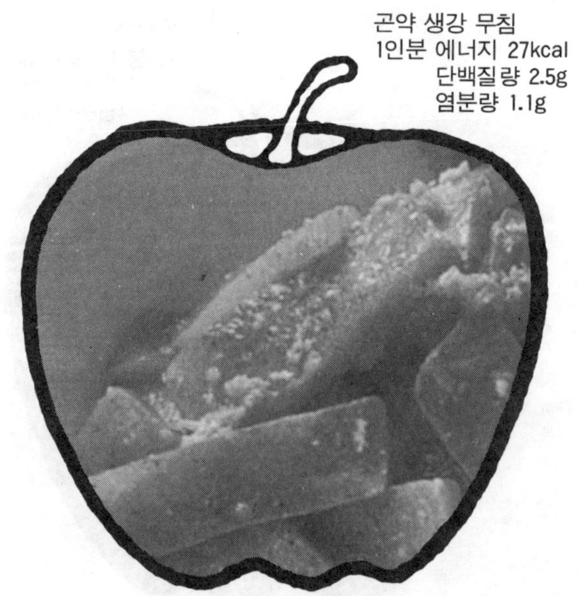

곤약 250g, 생강 다진 것 40g, 참기름 작은술 2개, 샐러드 야채 8장, 조미료=소금, 간장, 식초.

만드는 법

① 곤약을 얇게 썰어 끓는 물에 넣었다가 끓으면 꺼내 물기를 거두어 소금을 소금 뿌린다.

② 생강 다진 것, 간장 큰술 $1\frac{1}{3}$, 식초 큰술 $1\frac{1}{3}$, 참기름을 섞어 곤약을 무친다.

③ 샐러드 야채를 곁들여 그릇에 담는다.

팽이버섯 부추 식초 무침

팽이버섯과 부추 식초 무침
1인분 에너지 41kcal
　　단백질량 3.5g
　　염분량 0.6g

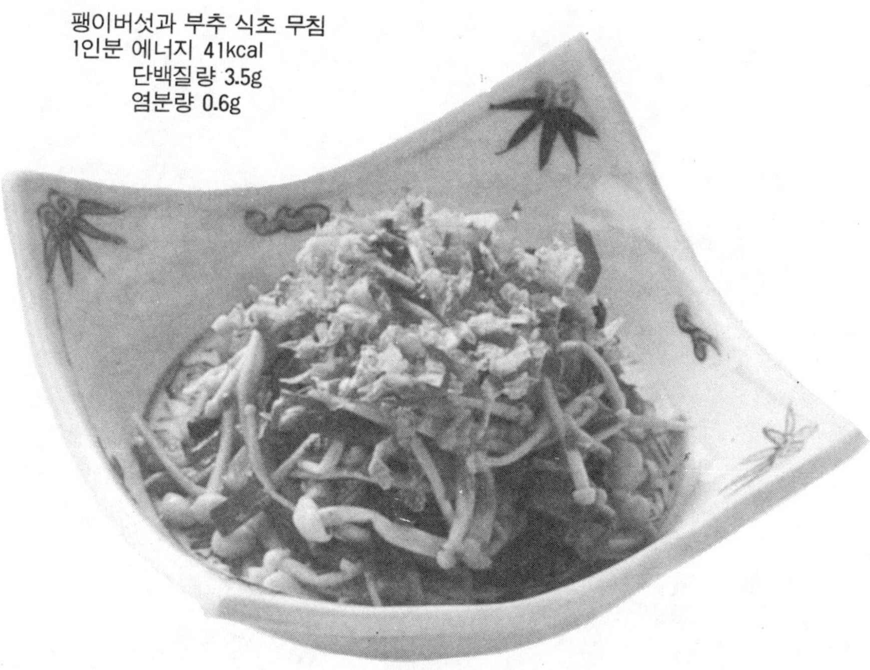

재료(4인분)

팽이버섯 3봉지, 부추 120g, 육수 큰술 $1\frac{1}{3}$, 참기름 작은술 2, 가다랭이 보푸라기 8g, 조미료＝간장, 맛술.

만드는 법

① 팽이버섯은 자루를 뗀다. 부추는 약 5cm 길이로 썬다.

② 팽이버섯과 부추를 살짝 데쳐 체에 받쳐 둔다.

③ 육수, 간장 작은술 $2\frac{2}{3}$, 맛술 작은술 2, 참기름을 섞어 버섯과 부추를 무쳐 그릇에 담고 가다랭이 보푸라기로 장식한다.

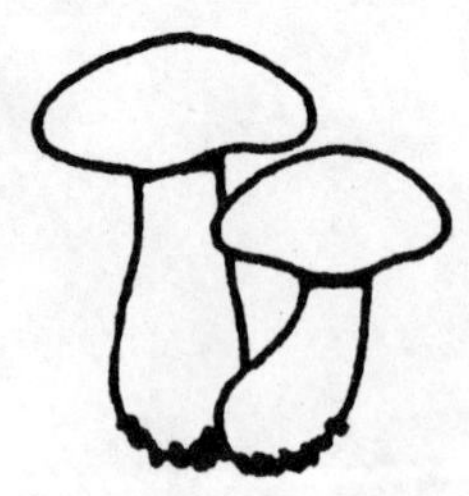

□내용물이 많은 저열량(저칼로리) 주식

♣양이 푸짐하여 즐거운 주식이면서도 열량이 매우 낮게 고안되어 있다.

모듬 국수

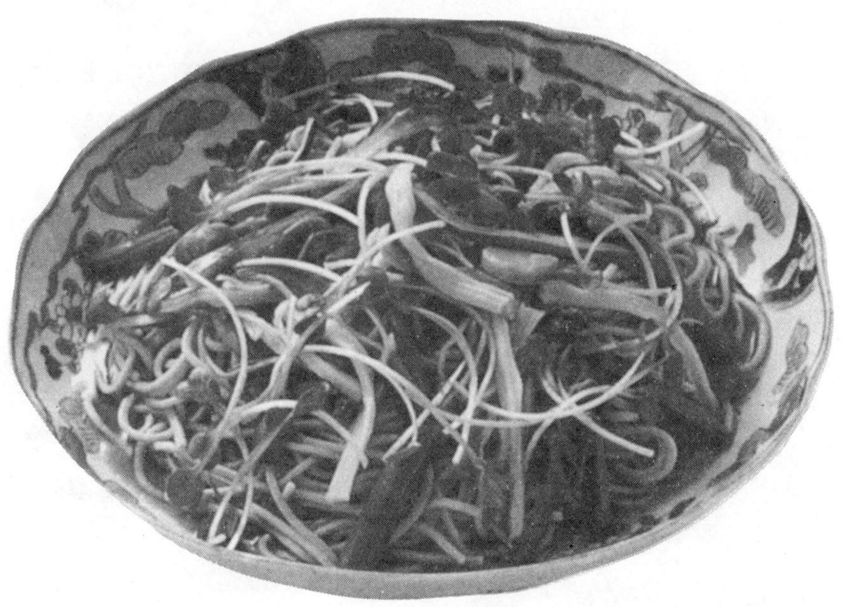

야채 국수
1인분 에너지 343kcal
단백질량 14g
염분량 2.2g

재료(4인분)

국수(마른 것) 300g, 게맛살 60g, 육수 2컵, 산나물(포장된 것) 40g, 떡잎 40g, 조미료＝맛술, 간장.

만드는 법

① 끓는 물에 국수를 삶아 체에 받쳐 물기를 뺀다.

② 게맛살을 잘게 찢는다.

③ 냄비에 맛술 큰술 4개를 넣고 끓이다가 육수, 간장 큰술 3개를 넣어 한번 더 끓인다.

④ 산나물을 살짝 씻어 물기를 빼 ③의 육수를 조금 넣어 가볍게 조린다.

⑤ 떡잎은 꼬리를 잘라낸다.

⑥ 국수를 끓는 물에 넣었다 건져 그릇에 담고 ③의 국물을 붓고 건데기를 얹는다.

스프밥

재료(4인분)

밥 240g, 소고기(붉은살) 400g, 마늘 1쪽, 말린 표고버섯 30g, 삶은 버섯 20g, 미역(말린 것) 20g, 당근 40g, 무 100g, 파 80g, 참기름 큰술 $1\frac{1}{3}$, 콩가루 작은술 4개, 파드득 나물 적당히, 계란 2개, 조미료＝간장, 소금.

만드는 법

① 냄비에 물 13컵을 끓여 다진 마늘과 한 입 크기로 썬 고기를 넣어 거품을 거두면서 약 1시간 정도 약한 불에서 조린다.

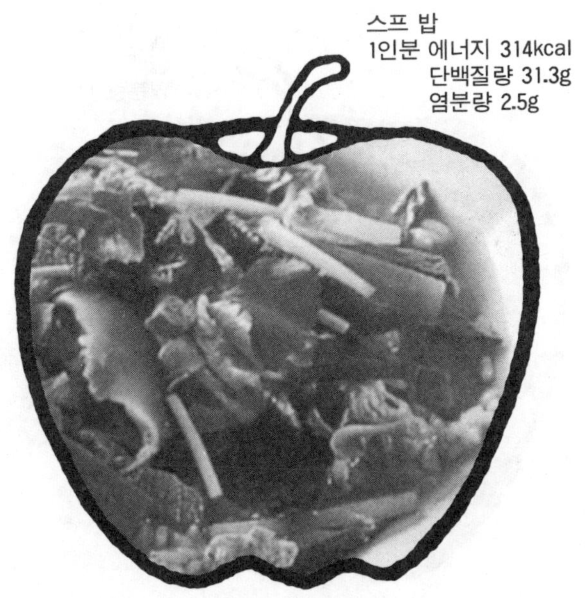

② 말린 표고버섯은 미지근한 물에 불려 자루를 떼고 채썬다. 미역은 물에 불려 먹기 좋게 자른다.

③ 당근과 무는 길죽하게 썰고 파는 어슷하게 썬다.

④①의 소고기가 조려졌으면 미역 이외의 ②와 ③의 재료를 넣어 살짝 조려 참기름, 콩가루, 간장 큰술 3개, 소금 작은술 2개를 넣어 맛을 본다.

⑤ 미역과 2~3cm 길이로 썬 파드득 나물 계란을 풀어 넣고 불을 끈다.

⑥ 그릇에 밥을 담고 ⑤를 듬뿍 얹는다.

오픈 샌드위치

재료(4인분)

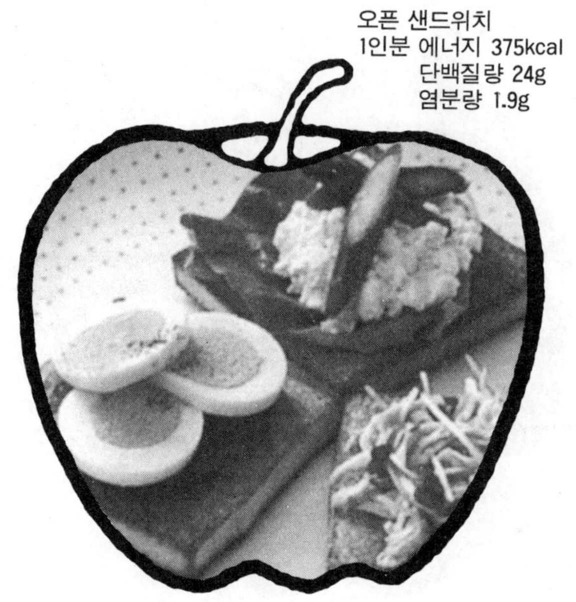

소형빵(가장자리 없는 것) 12장, 닭고기 가슴살 120g, 그린 아스파라가스 2개, 완숙 계란 2개, 떡잎 20g, 토마토 160g, 샐러드잎 4장, 커티지 치즈 120g, 퍼프리카 조금, 조미료＝술, 소금, 식초, 후추.

만드는 법

① 빵은 구워 놓는다.

② 닭가슴살을 술 작은술 1개, 소금 조금을 뿌려 찐 후 식혀 찢는다.

③ 그린 아스파라가스를 데쳐 약 5cm 길이로 썬다.

④ 계란은 껍질을 벗겨 얇게 썬다.

⑤ 떡잎을 약 2cm 길이를 잘라 닭고기 가슴살과 섞어 식초 작은술 4개, 소금, 후추로 무친다.

⑥ 빵 위에 얇게 썬 토마토와 삶은 계란을 얹고 퍼프리카 조금을 뿌린다. 또 하나는 ⑤의 떡잎과 닭고기 가슴살 무친 것을 얹는다. 또 하나에는 샐러드잎과 커티지 치즈, 그린 아스파라가스를 얹는다.

□가열해서 만드는
저열량 야채 반찬

♣가열하여 야채를 듬뿍 먹도록 하자. 많이 먹어도 저열량이므로 안심이다.

봄배추 크림 조림

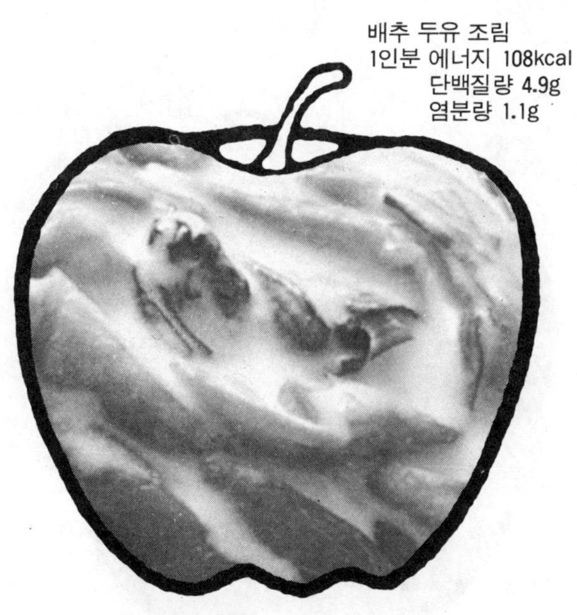

재료(4인분)

봄배추 600g, 샐러드 기름 큰술 2개, 스프 $1\frac{1}{3}$ 컵, 우유 1컵, 녹말가루 $1\frac{1}{3}$, 큰술 조미료＝술, 소금, 후추.

만드는 법

① 봄배추는 깨끗히 씻어 큼직하게 썰어 살짝 데친다.

② 냄비에 샐러드 기름을 달구어 봄배추를 볶다가 술 작은술 4개, 스프를 넣고 조려 봄배추가 물렁해 지면 우유, 소금 작은술 4개, 후추 약간으로 맛을 낸다.

③ 그릇에 봄배추를 담고 남은 국물에 물에 푼 녹말을 넣어 걸쭉하게 만든 다음 봄배추 위에 끼얹는다.

나물

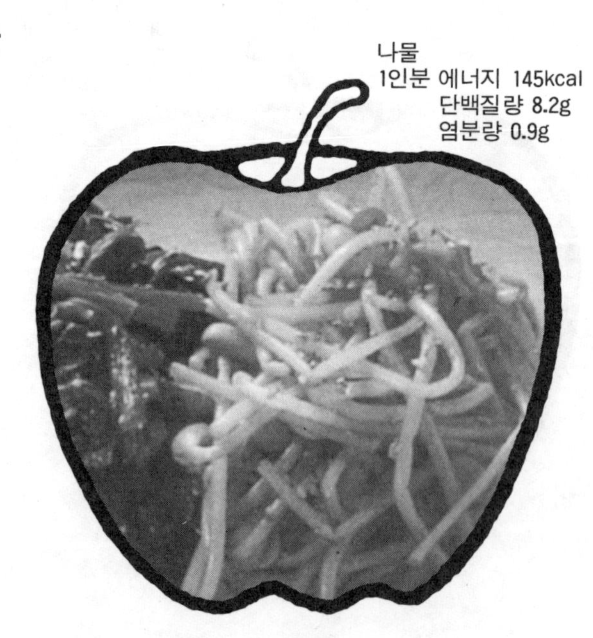

재료(4인분)

시금치 300g, 콩나물 300g, 마늘 2쪽, 파 20g, 볶은 깨 큰술 $1\frac{1}{3}$, 참기름 큰술 2개, 조미료＝간장, 후추.

만드는 법

① 시금치는 살짝 데쳐 약 5cm 길이로 썬다.

② 콩나물은 꼬리를 다듬어 데쳐 체에 받쳐 물기를 거른다.

③ 마늘, 파는 다지고 볶은 깨는 으깬다.

④ 간장 작은술 4개, 참기름, 후추 조금과 ③을 합쳐 반은 시금치를, 남은 반으로 콩나물을 무친다.

야채 소태

야채 소태
1인분 에너지 57kcal
단백질량 1.3g
염분량 1.1g

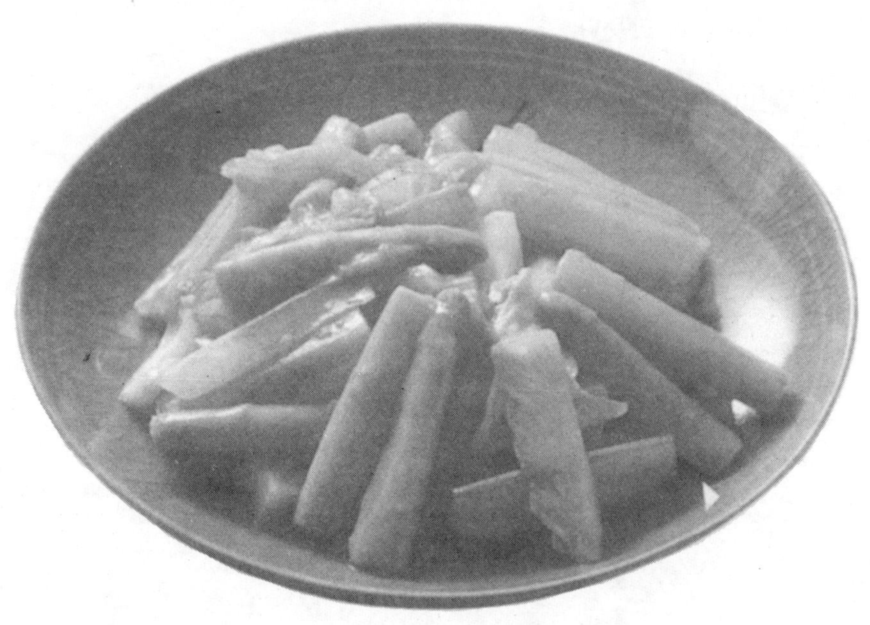

재료(4인분)

샐러리 100g, 아스파라가스(통조림) 250g, 배추 200g, 샐러드 기름 큰술 1개, 인스턴트 스프 1개, 녹말가루 작은술 2개, 조미료＝소금, 후추.

만드는 법

① 샐러리는 단단한 부분을 잘라내고 약 5cm 길이로 썰어 세로로 3~4개로 나눈다. 아스파라가스는 셋으로 자른다. 배추 줄기는 샐러리와 같은 크기로 썬다.

② 냄비에 샐러드 기름을 달구어 배추 줄기를 15~20초간 볶다가 샐러리를 넣어 볶는다.

③ 물 $1\frac{1}{2}$ 컵, 인스턴트 스프, 소금 작은술 2개, 후추 약간을 넣어 한번 끓이고 아스파라가스를 넣어 30초~1분간 조려 배의 물에 푼 녹말 가루를 넣어 걸죽하게 만든다.

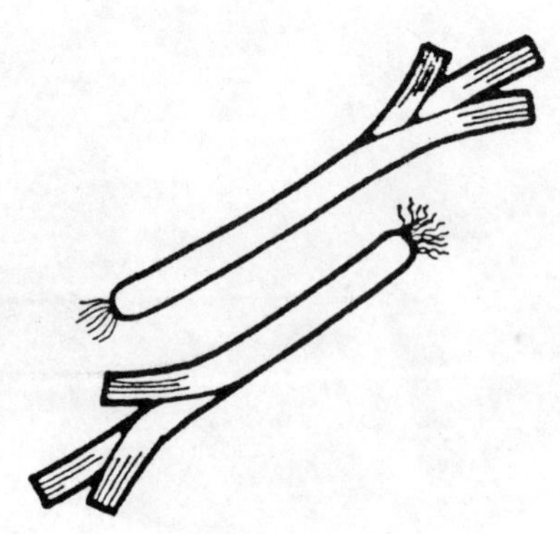

□저열량(저칼로리) 디저트

♣디저트도 저열량으로 즐긴다. 양·일식의 맛있는 음식을 소개하겠다.

요구르트 무스

요구르트 무스
1인분 에너지 73kcal
　　　단백질량 4.5g
　　　염분량 0.1g

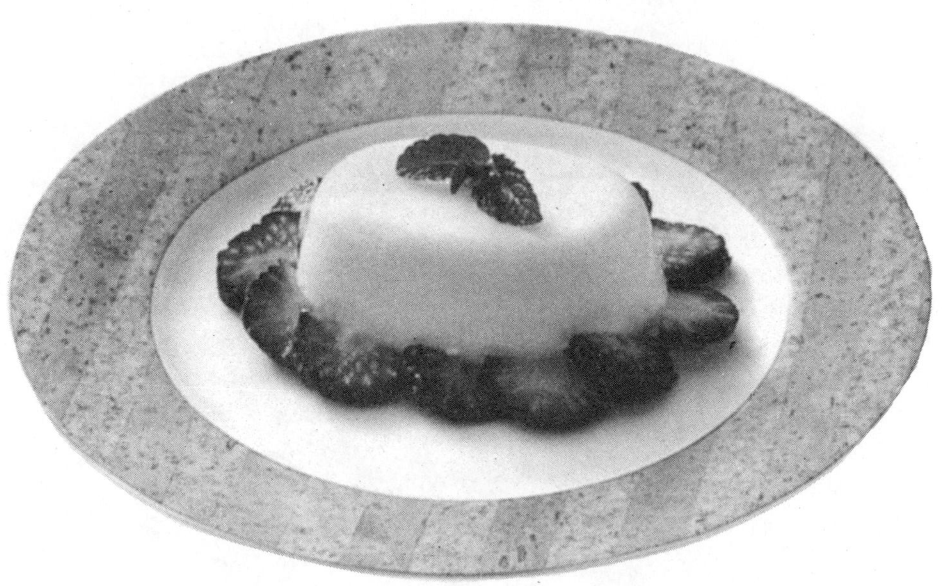

재료(4인분)

프레인 요구르트 300g, 가루 젤라틴 8g, 계란 흰자 $\frac{1}{2}$ 개분, 설탕 큰술 2개, 딸기 40g, 민트 잎(있으면) 조금.

만드는 법

① 가루 젤라틴을 큰술 2개에 물에 넣어 불려 둔다.

② ①을 더운물을 조금 타 녹인 뒤 요구르트와 섞는다.

③ 계란 흰자를 거품이 나게 저어 설탕을 넣는다.

④ ②에 ③을 넣어 섞어 물에 적신 틀에 부어 냉장고에서 조린다.

⑤ 틀에서 빼 그릇에 담고 딸기 얇게 썬 것과 민트 잎을 곁들인다.

고사리 녹말 떡

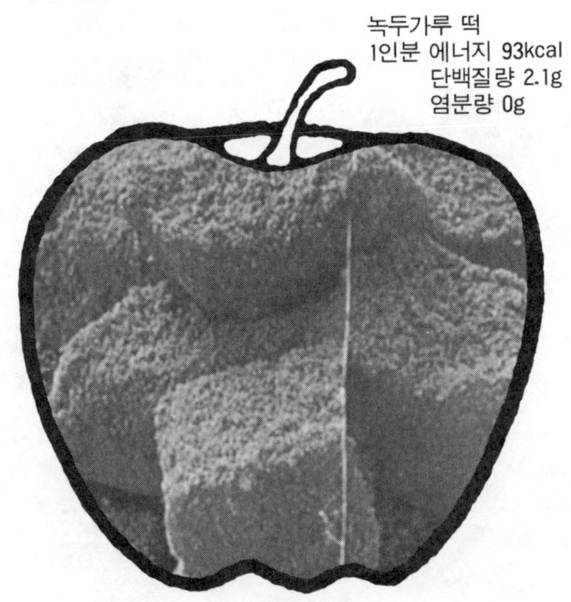

재료(4인분)

고사리 녹말 60g, 설탕 큰술 3개, 콩가루 큰술 4개.

만드는 법

① 고사리 녹말 가루에 설탕 큰술 1개와 물 2컵을 넣어 잘 섞어 체에 거른다.

② ①을 냄비에 넣어 불에 올리고 나무 주걱으로 바닥을 구석구석 저으면서 투명해질 때까지 불에 둔다.

③ 틀 안쪽을 물로 적셔 ②를 붓고 표면을 평평하게 정돈하여 냉장고에서 굳힌다.

④ 틀에서 꺼내 약 3cm 길이로 썬다. 콩가루와 설탕 큰술 4개를 섞어 전체에 뿌린다.

키위 한천
1인분 에너지 79kcal
단백질량 0.5g
염분량 0g

키위 한천

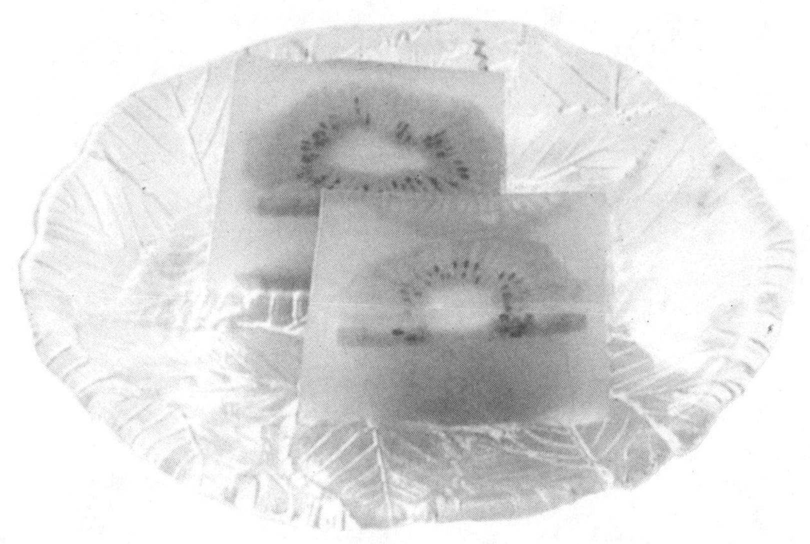

재료(4인분)

키위 2개, 한천 1봉(4g), 설탕 큰술 $5\frac{1}{3}$, 레몬즙 큰술 $1\frac{1}{3}$.

만드는 법

① 물 $1\frac{1}{3}$ 컵에 한천을 넣어 섞어 중불에 올려 끓으면 설탕을 넣어 불을 줄이고 4~5분간 조린 뒤 김이 한소끔 나간 뒤 레몬즙을 넣어 섞는다.

② 키위는 껍질을 벗겨 4~5mm 두께로 썬다.

③ 한천이 걸죽해지면 틀에 넣어 위에 키위를 얹고 냉장고에 넣어 굳힌다.

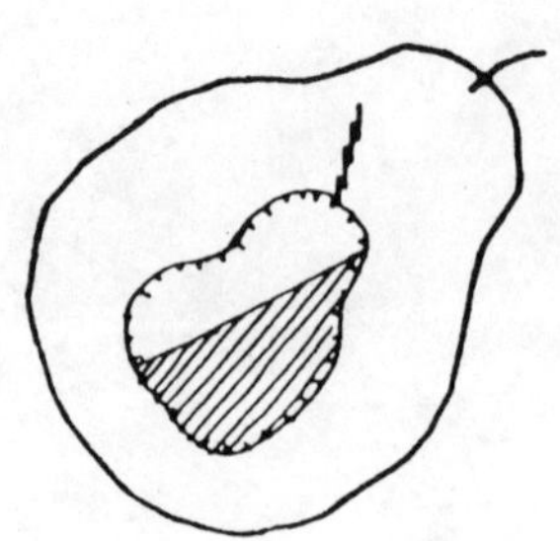

□콜레스테롤치를 내리는
섬유질이 많은 반찬

♣섬유질이 많은 야채 요리는 콜레스테롤치를 내릴 수 있다. 심심하게 해서 듬뿍 먹도록 한다.

라터토이유

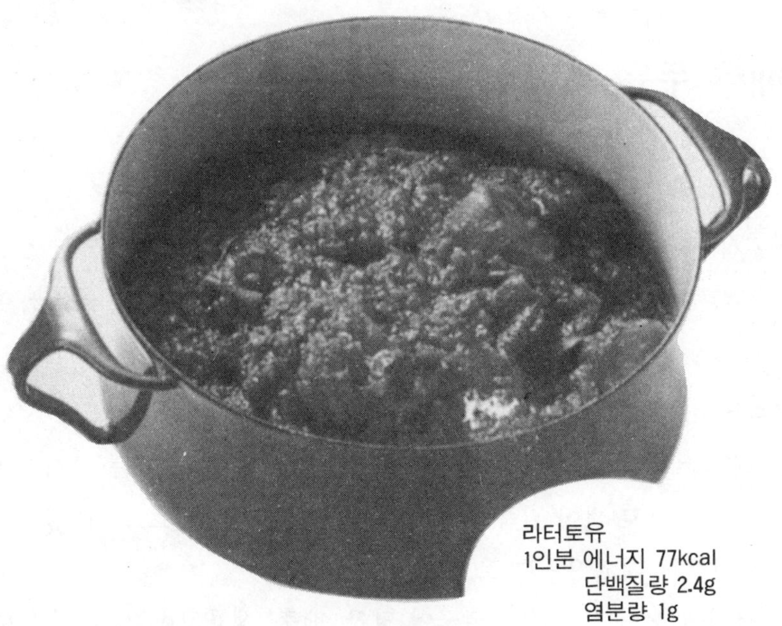

라터토유
1인분 에너지 77kcal
단백질량 2.4g
염분량 1g

재료(4인분)

토마토 350g, 양파 150g, 가지 240g, 오이 100g, 피망 60g, 마늘 2쪽, 샐러드 기름 큰술 1개, 브케갈니 1다발, 조미료＝소금, 후추.

만드는 법

① 토마토는 데쳐 껍질을 벗겨 썬다. 양파는 대강 다진다. 가지는 껍질을 벗겨 약 2.5cm로 둥글게 썬다. 오이는 약 5mm 폭으로 둥글게 썬다. 피망은 꼭지와 씨를 빼고 약 1cm로 썬다. 마늘은 다진다.

② 냄비에 샐러드 기름을 달구어 마늘을 볶고 양파를 넣어 숨이 죽을 정도로 볶다가 토마토, 가지, 피망, 오이를 넣고 볶은 다음 브케갈니를 넣고 소금 작은술 4개, 후추 약간을 넣어 약한 불에서 20~40분간 조린다.

배추 두유 조림

재료(4인분)

배추 600g, 로스햄(얇게 썬 것) 2장, 당근 80g, 생표고버섯 8장, 샐러드 기름 큰술 1개, 두유 $1\frac{1}{3}$ 컵, 녹말가루 작은술 2개, 조미료＝소금, 후추.

만드는 법

① 배추는 잎과 줄기로 나누어 잎은 손으로 씻고 줄기는 큼직하게 썬다. 햄은 반으로 썰어 길쭉하게 썰고, 당근도 마찬가지로 썬다. 생표고버섯은 자루를 떼고 2~3개로 썬다.

② 냄비에 샐러드 기름을 달구어 당근, 배추, 생표고버섯, 햄 순으로 볶아 소금 작은술 4개, 후추를 조금 뿌린다.

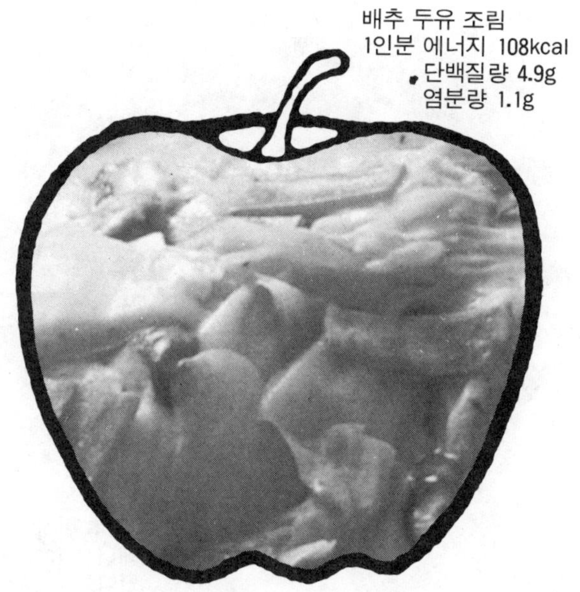

③ 우유를 넣고 야채가 물렁해질 때까지 조려 배의 즙에 푼 녹말을 넣어 걸죽하게 만든다.

야채 양배추 말이

재료(4인분)

양배추 600g, 당근 80g, 생강 1쪽, 붉은 고추 2개, 목이버섯(말린 것) 10g, 양념장=샐러드 기름 작은술 4개, 식초 큰술 $2\frac{2}{3}$, 설탕 큰술 4개, 소금 작은술 4개, 간장 작은술 2개.

만드는 법

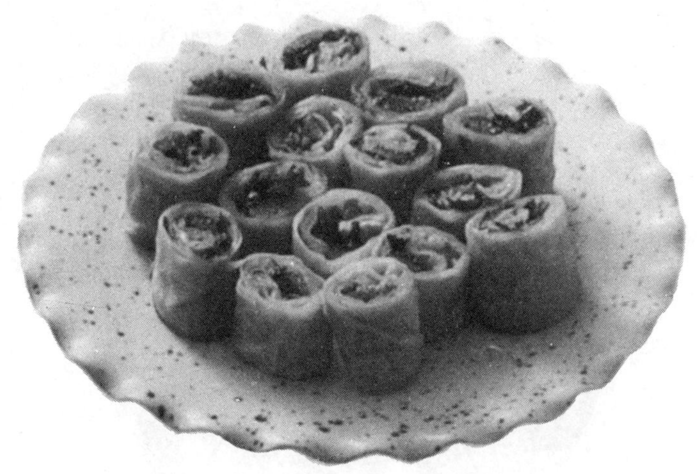

야채 양배추 말이
1인분 에너지 123kcal
단백질량 2.8g
염분량 1.5g

① 양배추는 1장씩 떼어 숨이 죽을 정도로 데쳐 자른다.

② 당근은 채썰어 데치고 생강은 채썬다. 붉은 고추는 씨를 빼고 채썬다. 목이버섯은 물에 불려 채썬 후 데친다.

② 발 위에 양배추를 펴 ②를 얹고 단단히 말아 먹기 좋은 크기로 잘라 양념장을 끼얹는다.

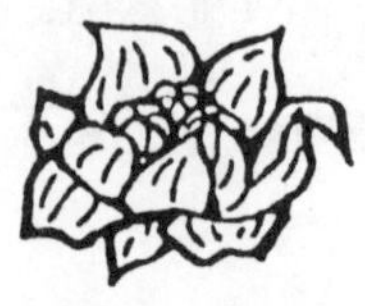

□식물성 기름을 잘 이용한 반찬

♣샐러드 기름, 옥수수 기름 등의 식물성 기름을 이용하여 콜레스테롤치를 올리지 않도록 연구하자.

색다른 돼지고기 튀김

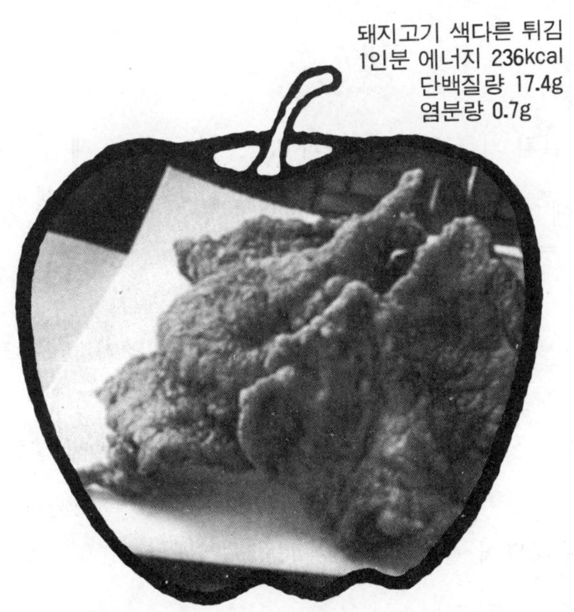

재료(4인분)

돼지고기 등심살 320g, 녹말가루 큰술 8개, 튀김 기름 적당히, 그린 아스파라가스 4개, 조미료＝소금, 간장, 술, 설탕.

만드는 법

① 돼지고기 등심을 먹기 좋은 크기로 잘라 소금 작은술 1개, 간장 작은술 2개, 술, 설탕 각 작은술 1개를 넣어 잘 섞다가 녹말가루도 넣어 섞는다.

② 약 175℃의 튀김 기름으로 ①을 한 장씩 펴 튀긴다.

③ 아스파라가스는 3~4cm 길이로 잘라 약 180℃의 튀김기름으로 살짝 튀긴다.

④ 종이를 간 그릇에 돼지고기를 담고 아스파라가스를 곁들인다.

가지 마리네

재료(4인분)

가지 8개, 튀김 기름 적당히, 양파 80g, 마늘 1쪽, 드레싱＝샐러드 기름 큰술 4개, 식초 큰술 4개, 소금 작은술 4개, 후추 조금, 셀피유(있으면) 조금, 조미료＝ 소금, 후추.

만드는 법

① 가지는 꼭지를 따 세로로 안쪽에서 갈라 먹기 좋은 크기로 썰어 소금과 후추를 조금씩 뿌려 약 5분간 두었다가 물기를 없앤다.

② 가지물을 가볍게 짜 약 175℃로 달군 튀김기름에 튀겨 기름을 뺀다.

③ 양파는 채썰어 물에 담그고 마늘은 얇게 썬다.

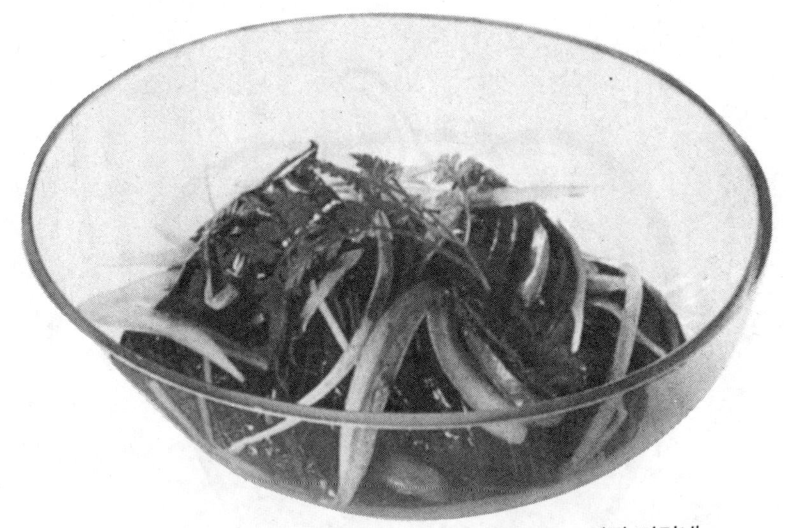

가지 마리네
1인분 에너지 245kcal
단백질량 1.9g
염분량 1g

④ 드레싱 재료를 혼합하여 물기를 짠 양파와 마늘을 넣어 섞어 ②의 가지를 약 15분간 담구어 둔다.

⑤ 그릇에 담고 셀피유를 곁들인다.

두부 볶음

재료(4인분)

두부 600g, 시금치 300g, 당근 100g, 작은 송이 100g, 샐러드 기름 큰술 $2\frac{2}{3}$, 참기름 작은술 1개, 조미료＝소금, 후추, 술.

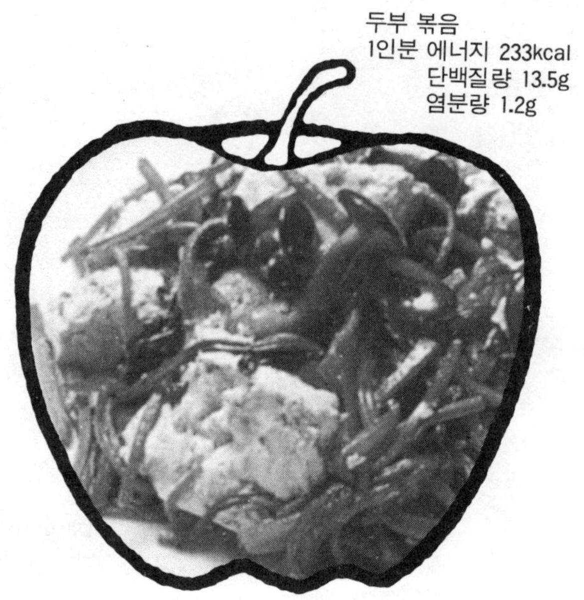

만드는 법

① 두부는 물기를 짠다.

② 시금치는 약 5cm 깊이로 썬다. 당근은 굵직하게 채썬다. 작은 송이는 꼬리를 떼고 작게 나눈다.

③ 샐러드 기름을 달구어 당근, 시금치, 두부를 먹기좋은 크기로 손으로 잘라 넣어 볶고 작은 송이를 넣어 볶다가 소금 작은술 1개, 간장 큰술 $1\frac{1}{3}$, 술 큰술 $1\frac{1}{3}$ 을 넣어 섞고 마지막으로 참기름을 뿌린다.

□지방이 적은 고기 반찬

♣지방이 적은 부위의 고기를 삶거나 샐러드 기름으로 소테를 만들어 안심하고 먹을 수 있도록 연구한 반찬.

삶은 돼지고기 야채 말이

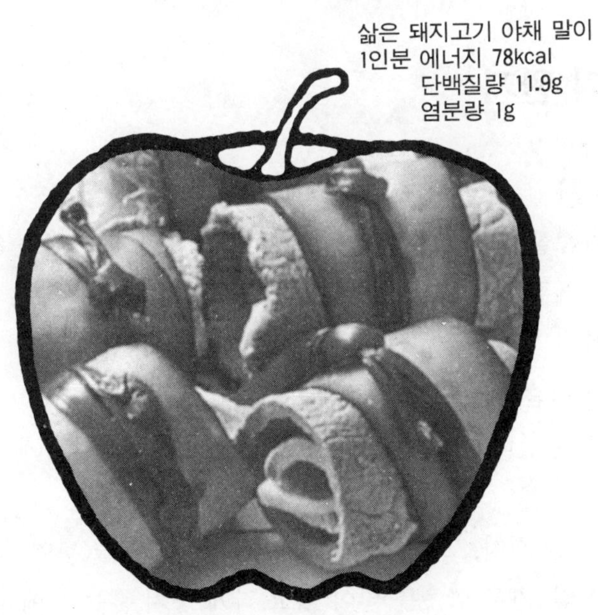

재료(4인분)

돼지고기 넓적다리살(기름 없는 부위) 200g, 레몬 약 $\frac{1}{2}$개, 오이 100g, 부추 40g, 조미료＝소금, 간장, 식초.

만드는 법

① 돼지고기는 소금을 조금 넣은 끓는 물에 삶아 곧 찬물에 담구었다가 물기를 거둔다.

② 레몬은 껍질을 벗겨 얇게 반달형으로 썬다. 오이는 반으로 잘라 세로로 얇게 썬다. 부추는 살짝 데친다.

③ 오이를 펴 돼지고기를 얹고 레몬을 심으로 하여 말아 부추로 묶는다.

④ 간장, 식초 각 작은술 4개를 섞어 양념장을 만든다.

⑤ ③을 그릇에 담고 양념장을 곁들인다.

닭고기 완자

재료(4인분)

닭고기 가슴살 400g, 대파 40g, 푸른 차조기 잎 4장, 새순 80g, 계란 흰자 2개분, 가루 삼초 조금, 조미료＝소금, 간장, 식초, 후추.

만드는 법

① 닭고기 가슴살은 두드려 둔다.

② 대파는 채썬다. 푸른 차조기 잎 4장을 대강 채썬다. 새순도 채를 썬다.

③ ①에 계란 흰자, 소금 작은술 1개와 후추 조금을 넣어 섞어 대파, 푸른 차조기 잎, 가루 삼초를 넣어 섞고 작게 뭉쳐 끓는 물에 넣어 삶는

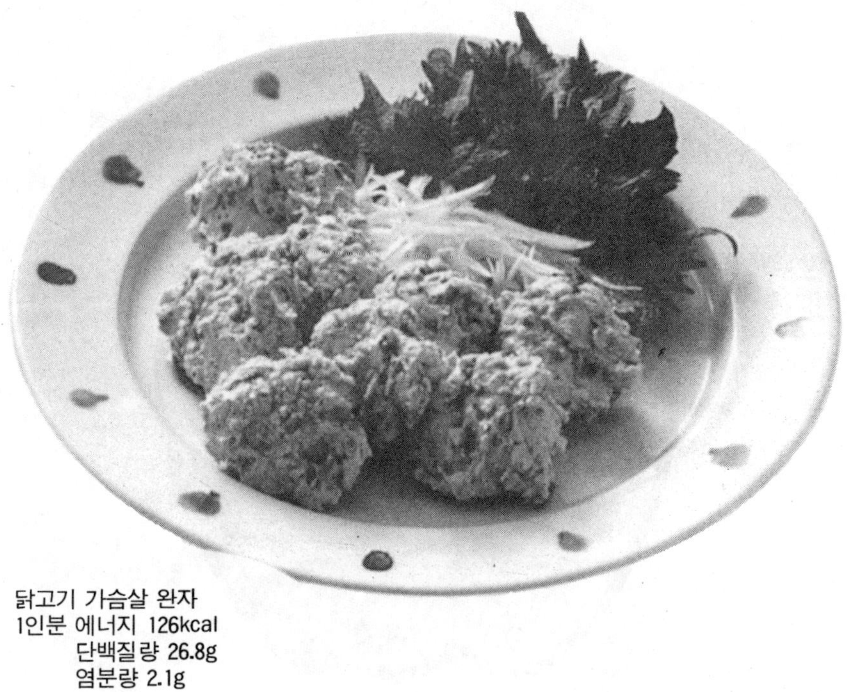

닭고기 가슴살 완자
1인분 에너지 126kcal
　　　단백질량 26.8g
　　　염분량 2.1g

다.

④ 그릇에 푸른 차조기 잎(분량 외) 2~3장을 곁들여 담고 새순을 얹는다. 식초, 간장 각 작은술 8개씩을 섞어 찍어 먹는다.

돼지고기 소태 무즙 무침

재료(4인분)

돼지고기 등심살 320g, 무 간 것 200g, 샐러드 기름 큰술 $1\frac{1}{3}$, 푸른 차조기 잎 8장, 조미료＝간장, 맛술.

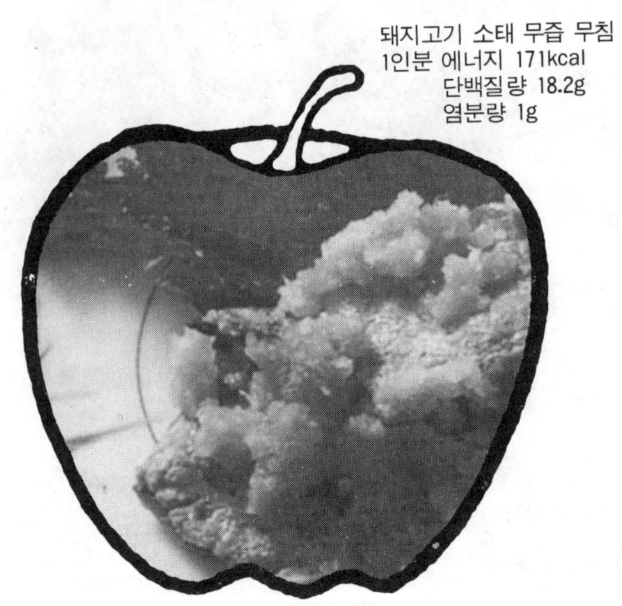

만드는 법

① 무 간 것은 가볍게 물기를 짠다.

② 돼지고기는 먹기 좋게 잘라 뜨겁게 달군 샐러드 기름으로 볶는다.

③ ①에 간장, 맛술 각 큰술 $1\frac{1}{3}$ 을 조미하여 볶은 돼지고기를 넣어 무친다.

④ 그릇에 푸른 차조기 잎을 곁들인다.

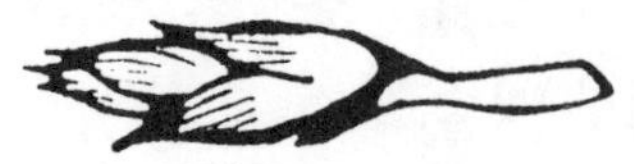

□EPA를 많이 함유하고 있는 생선 반찬

♣정어리, 고등어, 전갱이 등 다가불포화지방산(多價不飽和脂肪酸)의 일종인 EPA (에이코사펜타엔산)를 많이 함유하고 있는 생선 요리를 좀더 적극적으로 먹도록 하자.

정어리 완자 구이

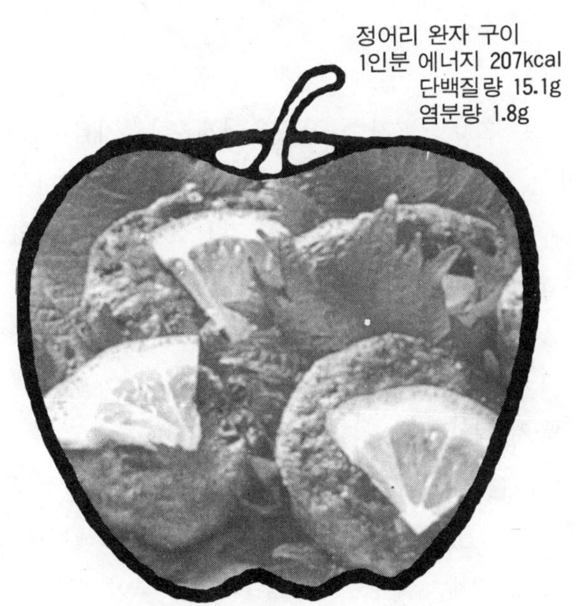

정어리 완자 구이
1인분 에너지 207kcal
단백질량 15.1g
염분량 1.8g

재료(4인분)

정어리(중간 것) 280g, 된장 작은술 4개, 밀가루 큰술 2개, 생강즙 큰술 $1\frac{1}{3}$, 파(다진 것) 큰술 4개, 샐러드 기름 작은술 2개, 푸른 차조기 잎 적당히, 레몬 $\frac{1}{2}$개, 조미료=간장.

만드는 법

① 정어리는 머리, 껍질, 지느러미, 뼈를 제거하고 칼로 다진다.

② 간장 작은술 $\frac{4}{5}$, 된장, 밀가루, 생강즙, 파를 넣어 잘 섞어 8등분하여 둥글게 빚는다.

③ 샐러드 기름을 달구어 ②의 양면을 굽는다.

④ 그릇에 푸른 차조기 잎과 레몬 얇게 썬 것을 곁들여 담는다.

고등어 토마토 조림

재료(4인분)

고등어(중간 것) 280g, 밀가루 작은술 4개, 튀김기름 적당히, 양파 200g, 샐러리 40g, 마늘 1쪽, 샐러드 기름 작은술 4개, 토마토 데친 것 (통조림) 800g, 로리에 2장, 파세리(다진 것) 조금, 셀피유(있으면) 조금, 조미료=소금, 후추.

만드는 법

① 고등어는 1~2cm 폭으로 잘라 소금 작은술 2개와 후추를 조금 뿌려 밀가루를 물쳐 약 175℃로 달군 다음 튀김 기름으로 튀긴다.

② 양파, 샐러리, 마늘을 다진다.

③ 냄비에 샐러드 기름을 달구어 ②의 야채를 볶다가 색이 노릇해지면 토마토, 소금 작은술 2개, 후추 조금, 로리에를 넣어 약한 불에서 약

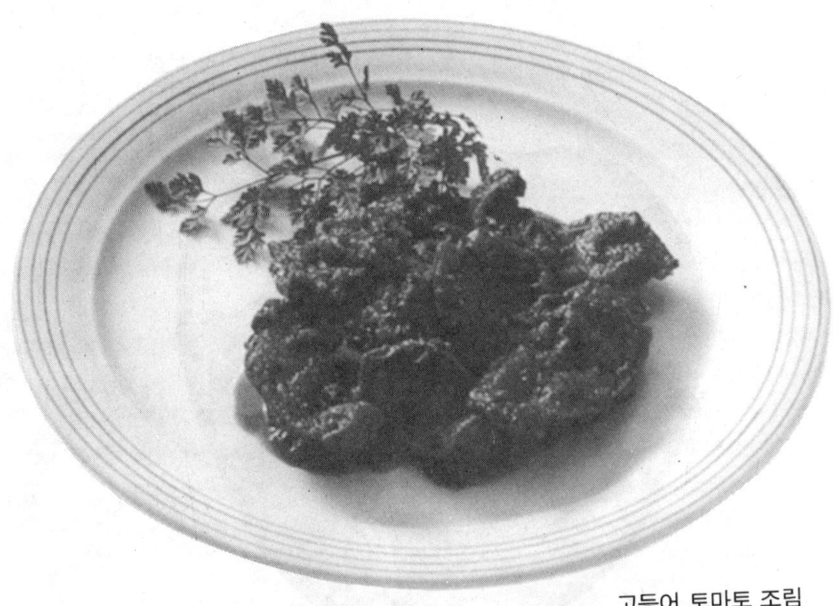

고등어 토마토 조림
1인분 에너지 338kcal
단백질량 16.7g
염분량 2.5g

30분간 조린다.

④ ①의 고등어를 넣어 5~6분간 조려 그릇에 담고 파세리를 뿌리고 셀피유를 곁들인다.

전갱이 깨 식초 무침

재료(4인분)

전갱이(중간 것) 240g, 무 150g, 당근 80g, 레터스 4장, 파 40g, 볶은 깨(흰 것) 조금, 조미료=식초 큰술 4개, 간장 작은술 4개, 술 작은술 2개, 참기름 작은술 4개, 조미료=식초.

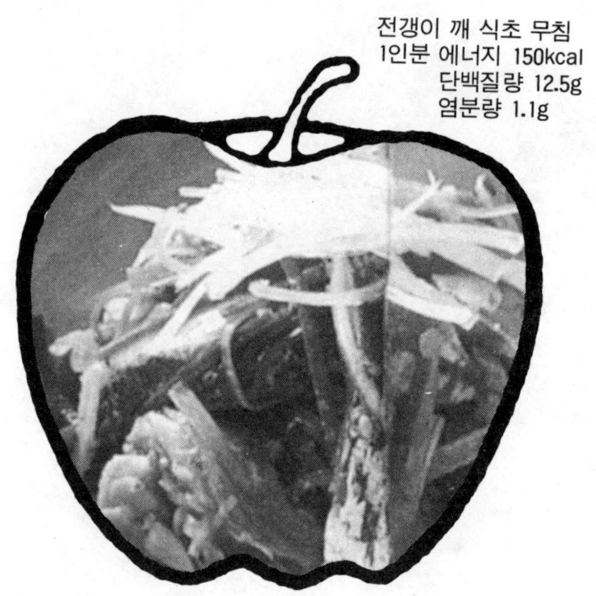

만드는 법

① 전갱이는 3장으로 포를 떠 식초를 탄 물에 잘 씻어 껍질을 벗긴 뒤 가늘게 썬다.

② 야채는 모두 채썰고 파만 물에 담구어 둔다.

③ 볼에 파를 제외한 야채와 전갱이를 넣고 조미료를 넣어 무쳐 그릇에 담고 볶은 깨를 뿌린 뒤 물기를 거둔 파를 얹는다.

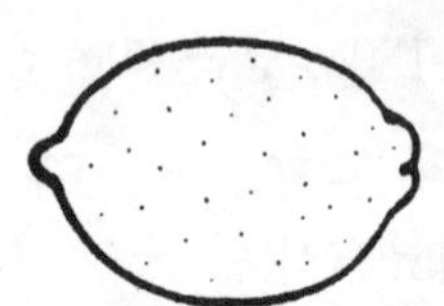

□닭고기 스파이스 구이 도시락

계란, 그린 아스파라가스, 딸기 등 봄의 소재로 만든 도시락이다.

○ **보리빵 2장(100g)**

○ **닭고기 가슴살 스파이스 구이**

① 프레인 요구르트 $\frac{1}{4}$ 컵, 마늘(다진 것)과 생강(다진 것) 각각 조금, 소금 작은술 $\frac{1}{2}$, 레몬즙 작은술 1개, 토마토 케찹과 퍼프리카 각 큰술 $\frac{1}{2}$, 칠리 파우더와 후추와 땅콩 조금을 섞어 닭고기 가슴살 80g을 담구어 30~45분간 둔다.

② 약 180℃의 오븐 상단에서 5~7분간 구워 먹기 좋게 자른다.

○ **샐러드**

레터스 1장은 찢고 오이 $\frac{1}{3}$ 개는 얇게 썰고 토마토 $\frac{1}{4}$ 개는 반으로 썰어 마요네즈 큰술 1개를 곁들인다.

○ **데친 야채와 계란**

그린 아스파라가스 80g은 소금 작은술 $\frac{1}{2}$ 을 넣은 끓는 물에서 데쳐 셋으로 자른다. 계란은 삶아 1개를 반씩 잘라 곁들인다.

○ **딸기 100g**

○ **토마토 쥬스(무염) 1컵**

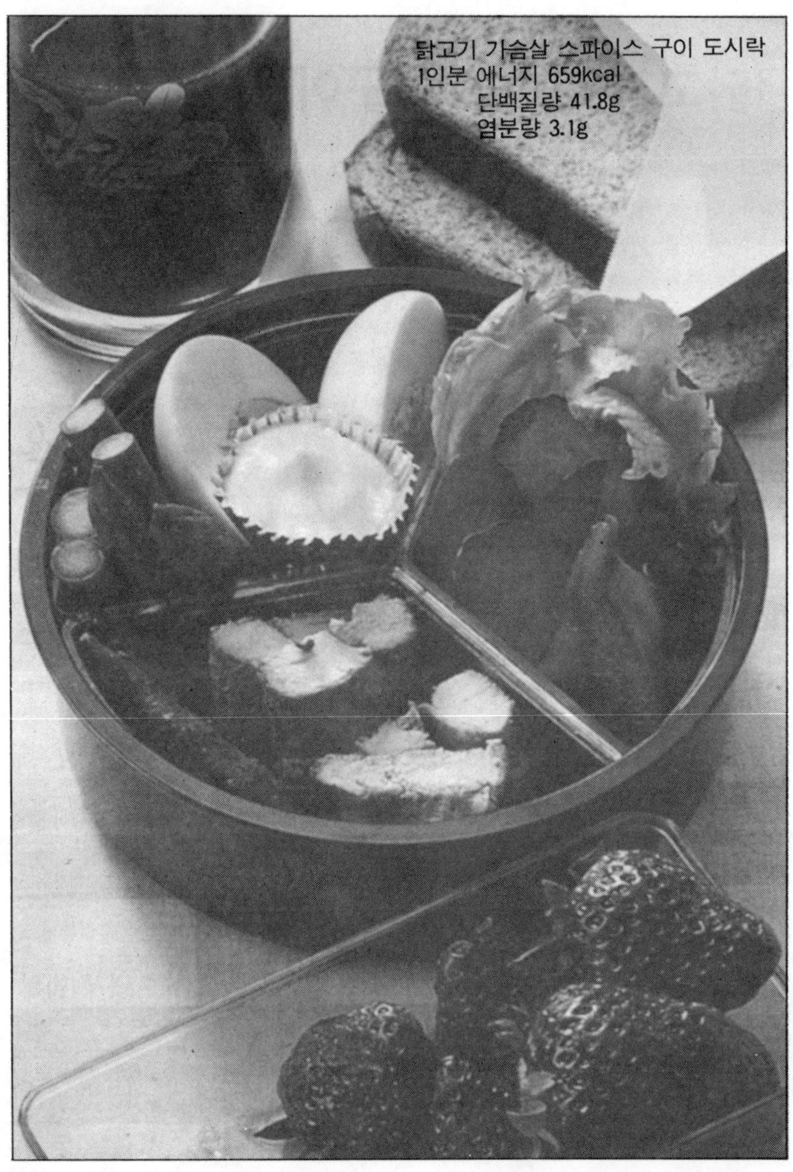
닭고기 가슴살 스파이스 구이 도시락
1인분 에너지 659kcal
단백질량 41.8g
염분량 3.1g

□닭고기 말이식 도시락

중국식 반찬과 토마토 무친 것을 합한 여름철에 적합한 도시락이다.

○ **밥(200g)**

○ **닭고기 가슴살 말이식**

① 닭고기 가슴살 80g은 펴서 된장 큰술 $\frac{1}{2}$을 발라 푸른 차조기 잎 5장을 얹어 만다.

② 약 170℃의 튀김기름으로 튀겨 먹기 좋은 크기로 잘라 크레송 1장과 레몬 $\frac{1}{8}$개를 곁들인다.

○ **호박 깨 볶음**

① 호박 70g은 작게 썰어 살짝 데친다. 피망 1개의 꼭지는 씨를 빼 채썬다. 생표고버섯 2장도 꼬리를 다듬어 가늘게 썬다.

② 샐러드 기름 작은술 1개를 달구어 ①의 야채를 넣어 잘 볶아 빻은 깨 작은술 1개로 조미하여 샐러드 잎 1장을 곁들여 채운다.

○ **토마토 무침**

2cm로 썬 토마토 100g과 끓는 물을 끼얹은 마슈룸(통조림) 50g을 식초 작은술 $1\frac{1}{2}$, 간장 작은술 1개, 설탕과 겨자 각 작은술 $\frac{1}{2}$로 무친다.

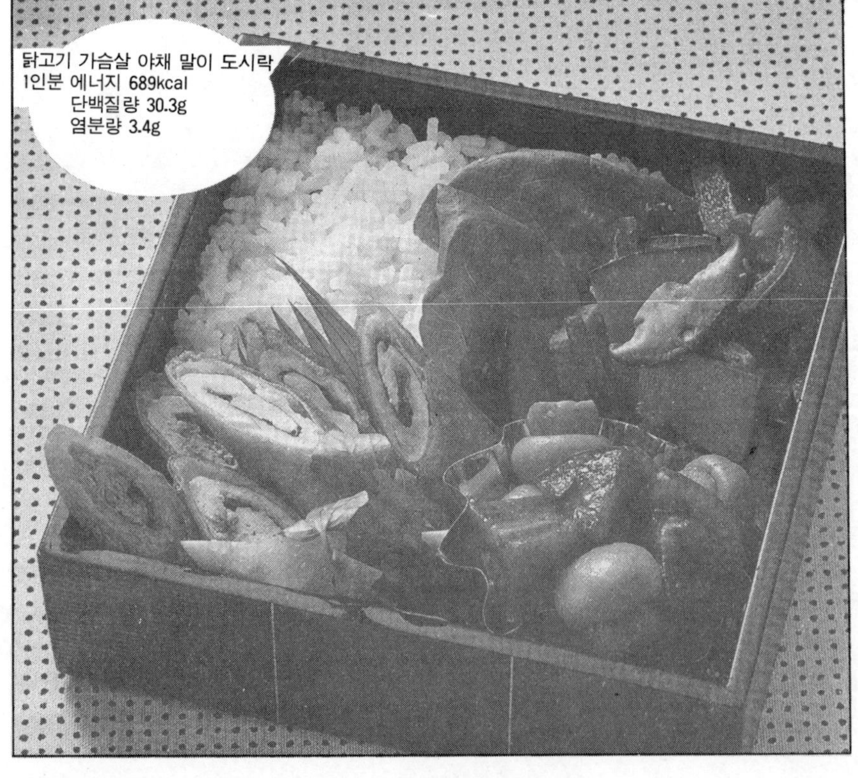
닭고기 가슴살 야채 말이 도시락
1인분 에너지 689kcal
단백질량 30.3g
염분량 3.4g

□연어 술찜 도시락

산뜻한 맛의 연어에 고기, 된장을 섞은 가을에 적합한 도시락이다.

○ **밥 200g, 볶은 흰 깨(조금), 밤 1개**

○ **연어 술 찜**

연어 60g에 술 작은술 1개, 소금 작은술 $\frac{1}{2}$ 을 뿌려 김이 오르는 찜통에서 8~10분간 깨 껍질을 벗긴다. 오이 $\frac{1}{3}$ 개를 사등분하고 푸른 차조기 잎 2장과 함께 연어를 장식한다.

○ **고기 된장을 얹은 가지 튀김**

① 가지 1개는 둥글게 썰어 물에 담구었다가 물기를 빼 약 175℃의 튀김기름으로 튀긴다. 푸른 고추 3개는 썰어 마찬가지로 튀긴다.

② 작은 냄비에 된장 작은술 $1\frac{1}{2}$, 설탕 작은술 1개, 맛술 작은술 1개, 육수 큰술 1개를 넣어 불을 켜 돼지고기 간 것(기름기가 없는 부위) 40g을 넣어 섞으면서 볶는다.

③ 가지와 고추를 꼬챙이에 끼워 고기 된장을 끼얹는다.

○ **무청 절임**

무청 50g은 얇게 썰어 살짝 데쳐 약 4cm 길이로 썬다. 유자 껍질 조금은 채썬다.

설탕과 식초 각각 작은술 1개, 소금 작은술 $\frac{1}{2}$ 로 무친다.

○ **포도 100g**

연어 술 찜 도시락
1인분 에너지 672kcal
　　단백질량 30.3g
　　염분량 2.4g

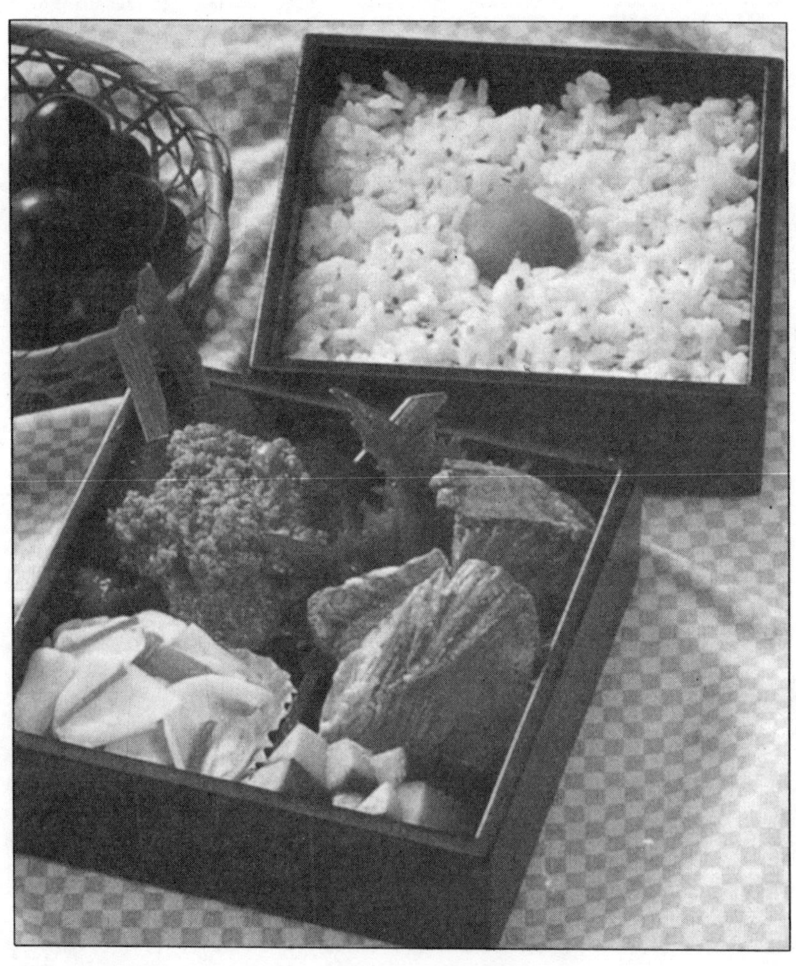

□중국식 돼지고기 구이 도시락

안심하고 먹을 수 있는 돼지고기 등심살로 만든 중국식 도시락이다.

○ **밥 200g, 노란콩 30g**

○ **중국식 돼지고기 구이**

① 돼지고기 등심살 70g은 네 토막으로 썰어 두드려 두고 술과 간장을 각각 작은술 1개씩 바른다.

② 파는 5cm로 썰고 생강은 조금을 얇게 썬다.

③ 샐러드 기름 작은술 1개를 달구어 돼지고기를 넣어 양면이 색이 나도록 구워 파, 생강도 넣어 굽고 간장 작은술 2개, 설탕과 술 각각 작은술 2개, 팔각 1개, 물 $\frac{1}{4}$ 컵을 넣어 뚜껑을 덮고 약 10분간 찐다.

④ 양파 80g은 약 4cm 길이로 썰어 샐러드 기름 작은술 $\frac{1}{2}$ 로 볶아 술 작은술 $\frac{1}{2}$ 로 조미한다.

○ **당근 · 깨 · 식초 무침**

① 당근 40g은 가늘게 썰어 살짝 데친다.

② 볶은 깨(흰 것) 대충 빻은 것과 설탕 각 작은술 $\frac{2}{3}$, 식초 작은술 1개, 소금 조금을 섞어 당근, 파와 생강 다진 것 각 작은술 $\frac{1}{2}$ 을 넣어 섞는다.

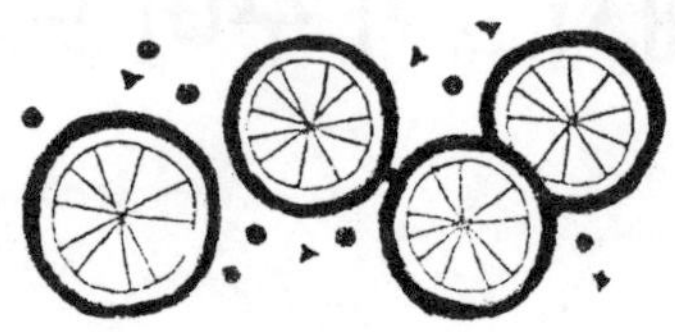

돼지고기 중국식 구이 도시락
1인분 에너지 608kcal
단백질량 26.2g
염분량 3.1g

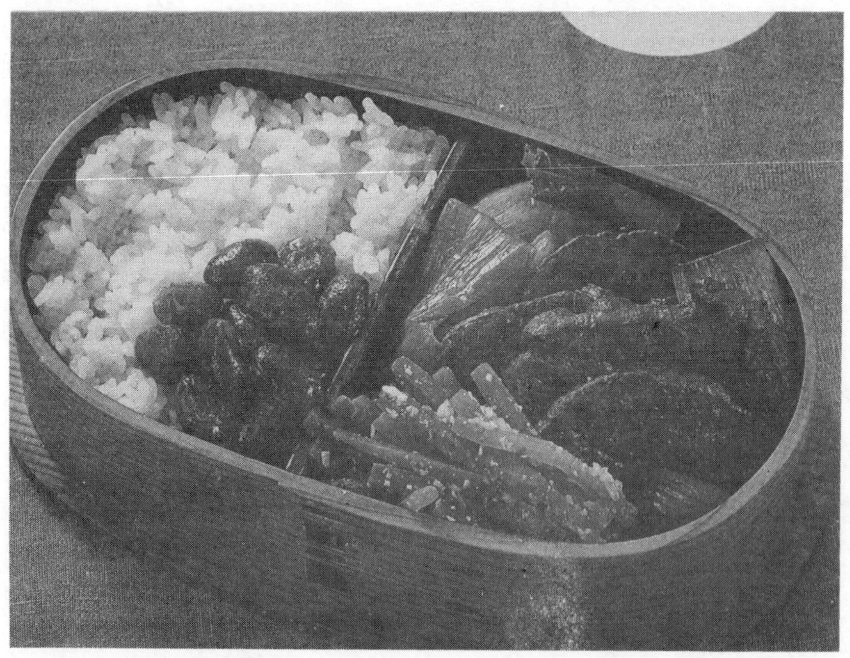

□ 외식(外食)의 주의

병을 갖고 있는 사람은 아침 식사, 점심 식사, 저녁 식사를 바른 식사 계획에 따라 하는 것이 바람직하다. 앞 항에서 소개한 식단이나 도시락을 지침하는 등 가능한 한 외식할 기회를 줄여야 한다. 그러나 부득이 외식을 해야 하는 경우에는 다음에 주의 하도록 한다.

외식을 하면 스파게티, 짜장면, 카레 라이스라는 식으로 일품요리를 찾는 사람이 있는데 이런 식사는 곡류의 지나친 섭취로 영양적으로 언밸런스하므로 바람직한 식사법이 아니다.

지방이 적은 생선이나 고기에 야채밥은 적량이라는 식이 이상적이다. 실제로는 야채는 조금밖에 곁들여지지 않으므로 야채는 남기지 말고 먹도록 한다. 또 1일 2회의 외식이 되면 야채가 상당히 부족해져 비타민을 비롯하여 필요한 각 영양소가 결핍되므로 저녁 식사는 외식에서 부족했던 식품을 중심으로 집에서 직접 만든 것을 먹도록 하라.

○ 일식 요리의 경우

생선 조림, 구운 생선, 회 등의 생선 요리, 육류 요리에서는 지방이 적은 돼지고기, 닭고기 등의 요리에 야채류의 조림이나 절임, 식초 무침을 조합한 정식 등은 좋은 외식이다. 단, 간장은 소량을 섭취하고 염분

섭취에 특히 주의한다.

덮밥은 단맛이 있고 국물이 있는 면류는 염분이 있으므로 되도록 삼가하도록 하자.

김밥은 먹는법에 주의한다. 간장은 소량을 먹는다. 상어알, 낙지 등은 되도록 삼가하고 정어리, 가다랭이, 넙치, 대구, 전갱이, 참치 등 콜레스테롤 함유량이 적은 생선을 중심으로 섭취하도록 한다.

○ 양식요리의 경우

일반적으로 양식 요리에는 동물성 지방이 많이 쓰이고 있다. 포터쥬나 그라탕, 비후스튜 등 버터가 많이 쓰이므로 빈번하게 먹지 않도록 한다.

스파게티, 치킨 라이스, 카레 라이스 등은 고기나 생선, 야채류가 빈약하고 곡물이 많으므로 좋지 않다.

서양 요리는 빵 또는 밥, 무니에르, 야채 샐러드의 패턴이 좋고 곁들여져 나오는 야채는 남기지 말고 먹도록 한다.

○ 중국식 요리의 경우

기름을 많이 사용하기 때문에 부피감이 있고 반면 염분이 적지만 동물성 지방인 라아드로 볶은 것이 많으므로 빈번하게 섭취하지는 않는 것이 좋다.

면류는 염분이 약 5g 들어 있으므로 너무 자주 먹지는 말도록 한다. 먹을 경우에는 건데기는 다 건져 먹고 국물은 남기도록 한다.

□의사와
영양 관리사가 말하는
심장병 치료와 식사

심장병이란 어떤 병이고 그 원인 그리고 어떤 치료법이 있는가? 심장병을 일으킨 사람이 빨리 건강을 회복하기 위해서는 어떤 점에 유의해야 하는가를 알아 둘 필요가 있다.

우선 의사의 입장에서 심장병의 원인 그리고 그런 상황에서 벗어나기 위해서는 어떤 치료가 필요한지를 설명하겠다. 다음에 의사의 설명을 받아 영양 관리사의 입장에서 식사와 식생활을 통해 심장병을 바르게 치료해 가기 위해서는 어떤 방법이 있을지를 설명하겠다.

의사와 영양 관리사의 정확한 어드바이스에 따른 치료야말로 건강을 되찾을 수 있는 지름길인 것이다.

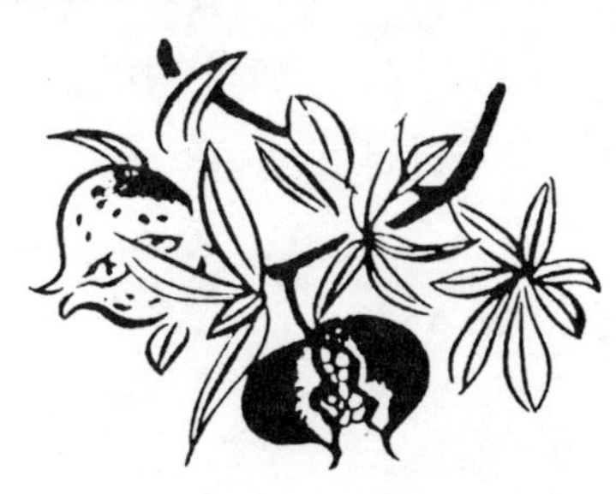

심장병을 이해하고 치료하기 위해서

심장의 구조와 작용

심장은 혈액을 몸 전체로 보내 순환시키는 펌프이다. 하나의 심장은 우반부(우심계)와 좌반부(좌심계)에 각각 다른 펌프가 있고 함께 움직이는 구조로 되어 있다. 우심은 몸 정맥에서 온 정맥혈을 폐로 보내는 펌프이고 좌심은 폐에서 돌아온 동맥혈을 다시 펌프질하여 전신으로 보내는 역할을 하고 있다.

심장이 이렇게 펌프로써 작동하기 위해서는 그 나름대로의 구조가 있어야 한다. 좌우 각각 주력 펌프와 심신과 보조 펌프인 심방으로 이루어져 있고 심신 입구와 출구에 각각 판막이 있다.

심방도 심신도 대부분이 근육(심근)으로 되어 있다. 즉 심장 대부분이 심근으로 구성되어 있는 것이다. 심근도 몸의 다른 조직과 마찬가지로 심장 자신이 보내는 혈액에서 산소 그 외의 영양을 받아 살아간다. 그리고 강력한 펌프질로 수축을 반복하고 있다.

심장병이란

심장병이라 해도 여러 가지가 있다. 선천성 기형인 선천성 심장질환, 류마치스성 판막증, 원인은 알 수 없지만 심근의 질이 나빠지는 심근질환,바이러스에 의한 심근염, 갑상선 호르몬이 너무 많아 심장이 상하는 바세도의 심장, 그 외 각각 수는 적지만 여러가지 종류의 심장병이 있다. 이들 심장병은 비교적 이름은 알려져 있지만 실제 환자 수는 그다지 많지 않다.

이에 비해 특별한 원인이 없는데 부정맥이 병처럼 보이는 특발성 부정맥이 상당히 많다. 또 그에 못지 않게 동맥경화에 의해 일어나는 허혈성 심장 질환이 최근 식습관의 서구화와 함께 두드러지게 증가하고 있다.

허혈성 심장 질환이라고 하면 이해하기 어려울지 모르지만 심근경색이나 협심증이 그에 해당한다. 심근에 혈액을 공급하는 루트인 관동맥의 동맥경화가 진행되면 그 내벽이 좁아져 피돌기가 나빠지며 끝내는 폐쇄되어 버린다. 폐쇄되면 혈액은 흐를 수 없기 때문에 그 혈관으로부터 혈액 공급을 받고 있던 심근 대부분은 '괴사'되고 그 부분만 심근이 죽어 버린다.

이것이 심근경색이다. 격렬한 흉통이 일어나고 목숨이 위험한 질환이다.

관동맥이 협착을 일으킨 상태에서는 심근에 대한 혈액 공급이 불충분하므로 그 부분의 심근은 계속해서 질이 나빠지고 손상되어 심근 작용에 여러가지 장해가 일어난다. 심부전이나 부정맥 심전도 이상이 생긴다.

혈액 공급이 부족한 상태가 갑자기 일어나면 심근은 고통을 느낀다. 이것이 단시간에 끝나면 협심증이다. 협심증에는 반복이 따르고 병이 진행되면 심근경색이 되는 일도 드물지 않다.

허혈성 심장 질환 이외의 심장 질환이라도 모든 심장병이 결국에는 심근이 손상되는(질이 나빠지는) 것에 의해 보다 위험해 진다. 이렇게 심근이 나빠지는 것을 예방하는 것이 심장병 치료의 포인트라고도 할 수 있다.

심장병의 병태

원인이 무엇이든 또 어떤 심장병이든 결국에는 심근이 손상되는 것에 의해 증상이 나타나고 점차로 나빠져 간다. 그 결과 표면화되는 병태로는 주된 것으로 3가지가 있다. 심부전, 부정맥, 관부전이다.

● 심부전(心不全)

심부전이란 펌프로써의 심장 마력(馬力)이 저하되어 몸에 혈액을 충분히 보낼 수 없는 상태를 말한다. 심장병이 심해지면 그 대부분이 심부전이 되고 더욱 심해지면 그 때문에 죽게 된다.

심부전이 되면 혈액이 충분히 둘 수 없기 때문에 몸의 장기 조기에 필요한 만큼의 영양분이 도달하지 못하여 신진대사가 원활하게 이루어지지 못하게 된다. 목숨에도 영향을 미치는 것도 물론이고 보통은 이런 식으로 심부전이 표면화되는 일은 적고 오히려 울혈이라는 형태로 나타나 환자를 괴롭힌다.

펌프가 약하면 몸 구석구석으로 혈액을 보낼 수 없고 한편으로는 그 펌프의 상류에 혈액이 싸이게 된다. 이것이 울혈이다. 마치 교차로가 붐비는 도로에서 차들이 길을 가득 메우고 있는 것과 같은 상황이다.

좌심이 심부전이 되면 그 상류의 폐에 울혈이 일어난다. 폐에 울혈이 일어나면 호흡이 가빠지고 기침이나 담이 나오게 된다. 심할 경우에는 고통스러워 잠을 잘 수도 없고 앉아 있을 수도 없다.

운동을 하면 폐의 울혈이 심해 진다. 심부전이라도 비교적 가벼울 때는 가만히 있으면 고통스럽지는 않고 움직이면 고통스러워 증상을 볼 수 있다. 물론 심할 때는 언제나 고통스러워진다.

평안하게 잠을 자고 있다가 한밤중에 갑자기 폐에 울혈이 생겨 고통스러워지면서 현기증이 나 몇 시간이나 고통을 겪는 경우가 있다. 이것은 심장성 천식 · 급성 폐수증 등이라고 일컬어지는 호흡곤란, 폐 울혈 발작이다. 이런 사람은 낮에는 그다지 고통이 없어서 가벼운 일은 할 수 있는 경우가 적지 않다. 물론 그런 상태가 오래 계속되는 것은 아니고 치료를 하지 않으면 낮에도 고통을 겪게 된다.

울혈이 우심 상류에 일어나면 몸속에 울혈이 일어난다. 간장이 붓고 배가 부르며 식욕도 없어질 것이다. 물론 위장의 울혈도 있고 소화도 그만큼 잘 안될 것이다. 발에서부터 시작되어 몸 아래 쪽이 붓는다.

울혈을 좌 우로 나누어 이야기했으나 실제로는 양쪽이 섞이는 형태로 표면화되는 경우가 많다. 또 우심부전 때문에 붓는다고 해도 그만큼 수분이 몸 외부에서 들어와 몸 속에 쌓이지 않으면 붓는 일은 없다. 그 전에는 뇨의 방출이 시원치 않고(빈뇨), 입으로 먹는 것 만큼의 수분이 나오지 않는 상태가 계속된다. 이곳은 좌심의 힘이 약하기 때문에 신장에 충분한 혈액이 공급되지 않아 뇨가 나오지 않는데 그 중요 원인이 있다. 빈뇨가 일어나는 원인으로는 그 외에도 뇨의 배출과 관계 있는 호르몬의 양이 변화되거나 여러 가지 복잡한 상황이 몸 속에 일어나고 있는 것인데 그것은 모두 심부전 때문에 일어나는 것이다.

호흡곤란, 빈뇨, 부종은 심부전의 주된 증상이다. 이 경우 심장의 힘은 약한데 수분은 너무 많이 섭취하여 몸속에 수분이 쌓이는 것이 큰 요인이 된다. 이 때 물만 쌓이는 것이 아니고 식염이 수분의 배설을 약화시킨다는 중요한 사실이 있다.

심부전에는 식이요법이 중요한데 그 요점은 수분 식염을 많이 섭취하지 않는다는 것과 단백질, 비타민을 포함한 밸런스 있는 식사를 해야 한다는 것이다. 울혈이 있을 때는 소화가 잘 되고 기호에 따라 소화액을 잘 분비시킬 수 있는 식사를 연구해야 한다.

● 부정맥(不整脈)

심장은 리듬을 타고 운전되고 있는 펌프이다. 실은 심장 자신이 이 리듬을 만들고 있는 것이다. 심근에 이상이 일어나면 이 리듬이 흐트러진다. 이것이 부정맥이다. 부정맥에도 여러 가지가 있다. 생명과 관계 있는 위험한 부정맥도 있고 그렇게 걱정할 것은 없는 가벼운 것도 있다.

(1) 기외수축(期外收縮)

심장이 때때로 빨리 뛰는 부정맥이다. 기외수축에도 심방에서 기인되는 것과 심실 때문인 것 두 종류가 있고 같은 심실성 기외수축이라도 여러가지가 있다.

급성 심근경색으로 지금 병이 막 발병하여 심실성 기외수축이 많이 생기고 있을 때는 언제 심장마비가 일어날지 알 수 없는 매우 위험한 징후가 된다. 한편 아무데도 나쁜 곳이 없는데 심실성 기외수축만 매일 몇 천번이나 일어나는 사람도 있다.

일반적으로 기외수축은 수면 부족, 과로, 스트레스 때문에 나타나기 쉽다. 술, 담배, 커피도 마찬가지이다. 공복일 때 일어나는 사람, 과식일 때 일어나는 사람 등 여러 가지이다.

(2) 심방세동(心房細動)

심장 리듬이 흐트러져 규칙이 없어져 버리는 부정맥이다. 다른 말로 절대성 부정맥이라고 불리운다.

일단 심방세동이 되면 평생 고쳐지지 않는 만성 심방세동과 몇분, 몇 시간만 계속되고 그 뒤 자연스럽게 낫는 발작성 심방세동이 있다. 이 발작이 일어나면 갑자기 심장이 심하게 두근거리고 숨이 갑갑해 지고 사람에 따라서는 협심증 같은 흉통이 일어나 고통과 불안의 원인이 된다. 구급차를 타는 사람도 적지 않다. 이것도 경중은 여러 가지이다.

(3) 발작성 심장빈박증(發作性 心臟頻拍症)

심장이 갑자기 달리기하듯 빠르게 박동하는 발작이다. 1분간 150이상, 심할 때는 200 이상이 되는 경우가 있다. 발작성 심방세동과 비슷하지만 맥의 리듬이 규칙적이라는 점이 다르다.

이 발작에도 분명한 기초 질환이 있는 사람과 그렇지 않는 사람, 여러 사람이 있다. 그중 WPW 증후군이라고 이것도 불리우는 선천적인 것이 있다.

(4) 브록

심할 경우에는 심장이 갑자기 멈추어 버린다. 부정맥 전체 중 몇 퍼센트로 비교적 적은 수지만 심한 사람은 심장이 멈춘 채 시간이 오래 경과되어 급사의 원인이 되는 경우가 있다. 심장이 멈추어 있을 동안에는 실신하고 심장이 다시 뛰기 시작하면 깨어나는 발작형(아담스 스토크스 증후군)으로 끝나는 경우도 있으나 심장마비와 종이 한 장 차이인 위험한 발작이다.

(5) 부정맥의 식이 요법

부정맥에는 식이 요법은 있으나 부정맥이라는 병을 갖고 있는 사람이 그 발작(또는 기외수축)을 일으키기 쉬운 것을 계기로 담배, 술, 과식 등이 문제가 되는데 식사의 내용이 직접적인 관계를 갖는 일은 없다. 다만 일부 사람은 지방의 과잉 섭취가 부정맥을 일으키기 쉬운 경우는 있다.

또 찬 음료를 마신 순간 발작성 심방세동을 일으키는 사람이 종종있는 데 음식의 종류 그 자체와는 관계가 없다. 냉장고에서 막 꺼낸 찬 상태가 발작의 조건이 되는 것이다. 끝으로 발작성 심방세동과 아주 비슷한 발작성 심장빈박증은 이와는 반대로 발작이 일어났을 때 찬 음료를 먹이면 발작이 멈추는 일이 있으므로 치료에 이용되는 경우가 있다.

● 관부전(冠不全)

심장은 대부분이 심근으로 구성되어 있다. 그 심근에 대해서는 관동맥에서부터 혈액을 공급하고 있는데 그 공급이 부족한 상태를 관부전이라고 한다. 관동맥의 동맥경화 때문에 그 내벽이 좁아지면 관부전이 일어난다. 허혈성 심장 질환이다. 관부전은 그 외에 심한 부정맥, 폐렴 등의 감염, 출혈, 큰 수술의 영향 등 여러가지 조건에 의해 나빠지고 심근을 손상시켜 병을 악화시키는 원인이 된다. 어떤 종류의 심장병이라도 중증이 되면 자칫 관부전이 일어나기 쉽고 악순환으로 위험에 빠지게 된다. 노인은 관부전을 일으키기 쉽고 저항력이 약하므로 주의가 필요하다. 관부전에 직접 유효한 식이 요법은 없다.

허혈성 심장 질환(심근경색과 협심증)

허혈성 심장 질환은 관동맥의 동맥경화성 변화 때문에 내벽이 좁아져 심장에 대한 혈액의 공급이 나빠지는 병인데 일반적으로는 관동맥이 경련을 일으켜 좁아지는 것에 의해 일어난다. 이 경련도 동맥경화가 있기 때문에 일어나는 것이다.

● 심근경색

심근경색은 위험한 병이므로 발작하면 되도록 빨리 전문병원에 가 절대 안정, 금식 그리고 여러가지 전문적 관리 치료를 받도록 해야 한다. 심근의 괴사가 일어난 부분이 치료되고 줄을 때까지 약 1개월을 필요로 하는데 그 동안 점차적으로 운동량을 늘리고 식사의 양을 늘려 퇴원에 이르는 것이다. 퇴원 후에도 발작 가능성이 있는 병이므로 계속 통원 치료할 필요도 있고 일상생활 그리고 식사에도 주의가 필요한 병이다.

● 협심증

협심증은 심근이 괴사에는 이르지 않지만 혈액 부족(허혈) 상태가 발작시에 단시간 일어나 그 때문에 협심통을 일으키는 병이다. 발작이 일어나지 않도록 약을 늘 이용해야 하고 심근경색과 같이 평소 식사에도 여러 가지 주의가 필요하다.

발작 때는 니트로그리세린 등 설하정을 입 속(혀 밑)에 넣어 흡수시키면 빠를 때는 30초 정도 만에 증상이 좋아져 편안해 진다.

● 그 외의 질환

허혈성 심장 질환이라고 일컬어지는 병 중에는 심근경색이나 협심증과 같이 흉통 발작이 없지만 역시 관동맥에서 심근에 대한 혈액 공급이 부족하여 오랫동안 심근이 손상되어 그 때문에 심부전을 일으키기도 하고 여러가지 부정맥이 나타나고 또는 이런 증상은 없어도 심전도를 보면 심근 장해나 다리브록 등 여러 가지 이상이 나타나는 경우가 있다.

심근경색과 협심증은 상당히 가까운 친척 관계가 있어서 협심증 환자가 심근경색이 되기도 하고 심근경색 뒤에 협심증이 남거나 하여 한 환자의 심장에 양쪽 병명이 붙게 되는 경우는 종종 있는 일이다. 이에 비해 협심통이 없는 환자는 그렇게 쉽게 심근경색이나 협심증이 되지는 않는다. 그러나 병의 원인이 동맥경화이고 같은 심근질환이므로 식사 일상생활의 주의는 원칙적으로 같다.

● 강한 유전적 요소

어느 병이나 그 병에 걸리기 쉬운 소질이 있다. 유전에 의해 정해진다고 해도 좋다. 그 외에 소질과 관계없이 후천적인 조건도 있다.

허혈성 질환에도 이것은 적용된다. 허혈성 심장 질환이 되기 쉬운 소질은 있지만 그 사람이 그런 소질을 갖고 있는지 어떤지는 병이 나기 전까지는 알 수가 없다. 허혈성 심장 질환이 되는 사람은 그런 소질이 있었다고 생각할 수 있다. 심근경색인 사람은 그 뒤 협심증이나 심근경색이 되기 쉽다고(재발) 생각하여 충분한 식이요법, 치료를 해야 한다.

본인은 아직 허혈성 심장 질환에 걸리지 않았더라도 가족 중에 심근경색이나 협심증인 사람 특히 여러 환자가 있을 때는 그 병에 대해 나쁜 소질을 갖고 있을 가능성이 그만큼 크므로 주의가 필요하다.

또 허혈성 심장 질환 그 자체의 소질은 아니지만 당뇨병, 고혈압, 고지혈증 등의 병을 갖고 있는 사람은 역시 심근경색이 되기 쉽다는 것을 조사를 통해 알 수 있다.

또 비만, 흡연, 일상 생활 중의 운동부족, 정신적 스트레스 등도 심근경색을 일으키기 쉬운 악조건이 된다. 이 중에서 흡연이나 운동부족 스트레스 이외는 또 그 나름대로 유전적으로 관계가 있다. 한편 식사나 운동이라는 일상적인 건강유지도 이런 병의 치료에 큰 영향을 미친다. 그리고 간접적으로 허혈성 심장 질환 발생율에도 영향울 미친다.

당뇨병, 고혈압 등은 치료하지 않고, 식이요법도 하지 않고 놓아 두면 허혈성 심장 질환이 일어나기 쉽다. 식이 요법은 그 치료의 중심이 된다.

● 식이요법

관동맥 경화를 어떻게 예방할 것인가에 제일 중점이 놓여 진다. 당뇨병에는 당뇨병 나름대로의 식이요법이 있다. 고지혈증에도 또 나름대로의 식이요법이 있다. 고혈압도 마찬가지이다.

각각에는 섭취 에너지의 제한, 지방 제한, 식염 제한 등이 문제가 되는데 모든 경우 공통적인 것은 에너지 제한, 즉 비만대책이다. 비만은 만병의 근원이라고 할 수 있다.

당뇨병 그외 여기에 예를 든 특별한 병이나 악조건이 없는 사람이라도 심근경색이 되는 사람이 있다. 이렇게 되면 내용은 알 수 없지만 소질이 있겠다는 말이 된다. 그런 사람이라도 비만이 되지 않도록 에너지를 제한하고 동물성 지방 섭취를 하지 않고 여기에 든 악조건을 피하려 주의해야 한다.

식사에 대한 엄격한 제한을 강조했다. 열량과 동물성 지방에 대해서는 엄격하게 제한하고 양질의 단백질과 필요한 비타민 미네랄이 부족해서는 곤란하다. 식단에 주의해야 한다.

심근경색이나 협심증의 치료는 몇 가지로 나누어 생각할 수 있다.

① 관동맥 경화의 악화 예방.

② 합병인 심부전이나 부정맥에 대한 대책.

①에 대해서는 이미 쓴 대로이고 그중 식사가 중요한 부분을 차지하고 있다는 것을 강조했었다. ②에 대해서는 심부전, 부정맥 각각의 항에서 쓴 식이 요법이 필요하다. ①은 장기간 식이요법이 필요하다. ②에 대해서는 식이요법이라기 보다 1회 1회의 음식 섭취 방법이 중요하다. 평소 아무리 주의했더라도 단 한번의 과식이 발작을 일으킬 가능성이 있는 것이다.

②에 문제가 없으면 ①을 위해 적극적인 운동 요법을 실시하기를 권한다. 운동을 하면 당연히 그만큼 여분의 열량이 쓰이게 되고 식사로 섭취하는 열량도 늘릴 필요가 있다. 골프 1회에 적어도 600~700kcal는 들 것이다. 자세한 열량 계산은 할 수 없어도 최종적으로는 항상 체중을 감시하는 것에 의해 적정한 열량을 섭취할 수 있을 것이다.

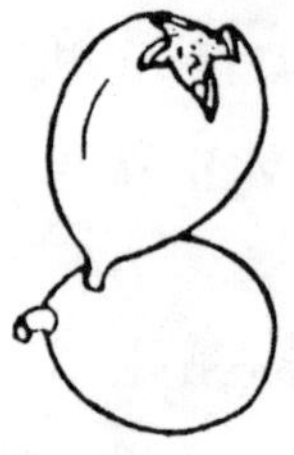

영양사의 어드바이스

최근 식생활의 서구화와 함께 협심증이나 심근경색이 증가되는 경향이 있다. 의사의 해설로도 알 수 있듯이 허혈성 심장 질환의 원인이 되는 관상 동맥경화를 촉진시키는 원인으로써 고혈압, 고지혈증, 당뇨병, 비만 등이 있다.

따라서 허혈성 질환의 식이요법은 이들 인자를 제외하고 그 촉진을 억제하기 위한 식사가 된다. 여기에서는 주로 허혈성 심장 질환자의 식사를 중심으로 이야기해 보겠다.

밸런스 잡힌 식사를

심장병을 예방하고 치료하기 위해서는 우선 매일의 음식물에서 몸에 필요한 영양소(단백질·지방·당질·비타민· 미네랄)를 그 사람에게 적절한 양만큼 밸런스 있게 섭취할 수 있어야 한다.

자신의 기호에만 맞추어 매일 편중된 식사를 하면 식탁은 채울 수 있어도 어느 사이엔가 영양 부족 또는 결핍이 되어 버린다. 콜레스테롤 치가 높다는 것도 바로 그 때문이다. 밸런스 잡힌 식사를 하는 것에 의해 어느 정도 콜레스테롤치를 시정할 수 있다.

그럼 밸런스 잡힌 식사란 어떤 식사를 말하는 것일까? 적합한 식품군을 잘 조합하여 하루에 필요한 식품을 과부족없이 섭취하는 일이 무엇보다 중요하다. 그렇게 하는 것에 의해 자연스럽게 밸런스 잡힌 식사를 할 수 있게 된다.

동물성 지방은 삼가

지방에는 버터나 라아드, 생크림과 같은 동물성인 것과 샐러드유, 옥수수 기름과 같은 식물성 2가지 타입이 있다.

동물성 지방 중에는 포화지방산이 많이 함유되어 있고 이것은 물 속에서 콜레스테롤의 재료가 된다. 식물성유에는 불포화지방산이 함유되어 있고 이것은 반대로 콜레스테롤치를 저하시켜 동맥경화를 예방한다. 또 콜레스테롤이 많은 식품을 섭취하지 않아도 포화지방산이 많은 동물성 지방을 많이 섭취하면 결과적으로 콜레스테롤치를 증가시키게 된다. 그렇다고 해도 동물성 지방을 전혀 섭취하지 말라는 것은 아니다.

동물·식물성 각각 역할이 있으므로 식물성유 2에 대해 동물성유지 1의 비율로 섭취하도록 하자. 구체적으로는 다음과 같은 점에 주의하자.

● 고기의 지방질이나 햄, 베이컨, 콘비프 등은 피한다. 고기는 붉은 살 부분을 선택하자.

● 버터, 라아드, 치즈(커티지 치즈) 등은 삼가하거나 특히 스테이크나 생선 무니에르를 구울 때는 샐러드 기름으로 굽자.

콜레스테롤이 많은 식품을 지나치게 섭취하지 않도록 하자

콜레스테롤은 동물성 식품에만 함유되어 있다. 그중에서도 계란에 많이 함유되어 있다. 그러나 계란은 영양이 균형있게 함유되어 있는 식품이므로 콜레스테롤치가 조금 높은 정도이면 1일 1개까지는 먹도록 한다. 단, 콜레스테롤은 계란 노른자에만 함유되어 있고 흰자에는 전혀 없으므로 조리법을 연구하여 이용 범위를 넓히자.

또 생선의 알이나 육류의 내장이나 뇌 등에는 콜레스테롤이 많이 함유되어 있으므로 되도록 삼가하자.

조개류나 작은 생선의 콜레스테롤 함유량이 많은 것은 모두 내장을 갖고 있기 때문이다.

비만인 사람은 감량(減量)하자

비만은 심장에 부담을 준다. 섭취 에너지와 목표는 신장에 따른 표준 체중에 따라 다르지만 비만인 사람은 섭취 에너지를 줄여 표준 체중에 가깝게 하자.

● 4가지 식품군을 밸런스 있게 섭취한다

최근에는 주식을 섭취하는 양이 줄고 있으나 일반적으로는 제4군의 곡물이나 단 것을 지나치게 섭취하여 비만이 되는 사람이 많은 것 같다. 영양의 밸런스를 생각해서라도 밥이 주이고 반찬이 부라는 생각을 버리고 반찬 중심의 식사를 하도록 하자. 구체적으로는 제4군을 줄이고 제1, 2, 3군을 잘 섭취한다.

● 1일 3식을 규칙적으로 먹는다

1일 2식을 하면 살을 뺄 수 있다고 생각하는 사람이 있는데 실제로는 반대로 대부분은 오히려 살이 찐다. 1일 2회식은 1일 먹어야 할 식품을 얻지 못하기 때문에 영양 밸런스가 깨지기 쉽다. 1일 3식, 시간을 정해 놓고 규칙적으로 섭취하도록 하자.

● 천천히 잘 씹어 먹자

비만인 사람은 음식을 먹는 속도가 빠른 경향이 있다. 음식물로 위가 가득 차면 뇌에 그것이 전해져 '이제 그만'이라는 브레이크를 건다. 즉 만복감은 위에서 느끼는 것이 아니고 뇌로 느끼는 것이다. 음식을 빨리 먹는 사람의 경우는 이 구도가 작동되기 전에 식사가 위 속으로 들어가 버려 과식을 한 다음에야 브레이크가 걸려 비만이 되는 것이다.

천천히 꼭꼭 씹어 먹도록 하자.

● 외식은 되도록 삼가한다

외식 요리는 유지나 설탕 등 눈에 보이지 않아도 에너지가 높은 식품을 많이 사용한다. 또 곡물에 편중되기 쉽고 야채가 부족되는 경향이 있다. 그때문에 자신도 모르는 중에 에너지 오버가 되는 경향이 있다. 외식은 가능한 삼가하고 먹더라도 1일 1식이 한도로 한다.

● 맛은 싱겁게

강한 맛은 밥의 과식을 유도한다. 밥을 조금만 먹을 수 있도록 심심하 게 반찬을 만든다. 그것에 익숙해지면 식품이 지니고 있는 자연의 맛을 알게 되어 새로운 맛을 발견할 수 있다.

염분(鹽分)을 삼가하자

염분의 지나친 섭취는 혈압을 상승시켜 심장에 과잉 부담을 주는 동시에 동맥경화를 진행시킬 우려가 있으므로 요리에 사용하는 염분은 줄이도록 하자.

● 반찬 중심으로 식사하자

구미인 1일 평균 염분 섭취량은 5~6g이라고 한다. 이것은 우리의 평균 섭취량의 약 반에 해당한다. 그것은 반찬 중심으로 빵은 곁들이는 정도로 먹기 때문이다. 이런 식사는 반찬의 맛이 강하면 많이 먹을 수 없어 자연히 심심해 지고 염분과 함께 설탕의 사용양도 줄게 된다.

● 소스나 간장을 직접 요리에 끼얹는 것은 삼가하자

후라이에 많은 소스를 끼얹거나 샐러드에 소금을 듬뿍 뿌리거나 절임이나 조림에 간장을 무의식적으로 넣어 먹는 사람을 볼 수 있다. 소스, 간장을 직접 요리에 넣는 것만으로 염분은 1.5~2g이나 사용하게 된다. 소스나 간장은 직접 요리에 끼얹지 말고 작은 양념장 종지에 덜어 소량을 찍어 먹도록 하자.

또 소스나 간장 대신 김이나 가다랭이 빻은 것 삼초, 깨 등을 식탁에 두고 염분의 부족을 향으로 보충하면 맛있게 먹을 수가 있다.

● 덮밥이나 면류를 빈번하게 먹지 않도록 하자

덮밥이나 면류에는 많은 염분이 함유되어 있다.

이 염분량은 1일의 허용량 반 이상에 상당하는 것도 있으므로 과식은 금물이다. 또 면류는 건데기는 많이 하여 건데기는 다 건져 먹고 국물을 남기도록 하자.

● 신선한 재료를 사용하자

생선, 야채, 과일 등은 신선한 것일수록 그 자체에 맛이나 향이 살아 있어 맛있다. 그만큼 염분을 줄인 조리를 할 수 있다.

● 신맛을 이용하자

염분을 삼가하고 레몬, 그레이프 후루츠 등 귤 종류의 신맛을 이용하면 독특한 향기와 신선한 맛을 느낄 수가 있다. 신 것을 잘 못먹는 사람은 식초를 육수나 술과 섞어 이용하면 입맛에 크게 거슬리지 않을 것이다.

● 구운 맛이나 누른 맛을 이용하자

튀김은 살짝 색을 내는 정도로 무니에르는 황금색에 향이 있게 굽고 불에 직접 구울 때는 적당하게 불기가 가해지면 그만큼 독특한 맛이 들어 염분이 적어도 충분히 커버할 수 있는 한 가지 방법이 된다.

● 향신료나 향미 야채를 이용하자

카레 가루, 겨자, 고추, 후추, 생강과 같은 향신료는 싱거운 맛을 커버해 준다. 또 세잎, 대파, 샐러리, 파세리, 차조기 잎 등의 향미 야채를 절임이나 조림 볶음에 곁들이면 심심한 요리의 엑센트 역할을 해 준다.

● 설탕을 삼가하자

조림을 설탕과 간장으로 달고 짜게 하는 사람이 있다. 이것은 염분의 과잉 섭취와 함께 당분의 과잉 섭취가 된다. 심심한 맛에 익숙해 지기 위해서는 우선 설탕을 삼가한다. 조림은 염분과 당분의 밸런스가 잡힐 때 더욱 맛있는 것이다.

● 우러나는 맛을 이용하자

다시마, 미역, 김, 버섯, 가다랭이, 닭고기 등을 이용하면 독특한 맛이 우러나와 재료의 맛이 한층 살아나 염분이 적어도 그다지 거슬리지 않는다.

야채나 과일을 충분히

야채를 충분히 섭취하는 것은 혈압 상승을 억제하고 동맥경화 방지에 있어서도 중요하다. 야채나 과일의 비타민 C는 혈관벽을 강화시키는 작용이 있고 소화흡수가 되지 않는 섬유는 변비를 예방하고 콜레스테롤을 흡수하여 체외로 내보내는 작용이 있다.

대부분의 사람은 부족하므로 1일에 녹황색 야채를 100g, 담색야채 200g, 합계 300g을 기준으로 의식적으로 섭취하도록 하자.

곡물이나 단 것의 지나친 섭취에 주의하자

동맥경화는 동물성 지방이나 콜레스테롤이 많은 식품의 지나친 섭취만으로 일어나는 것은 아니다. 곡물이나 단 것, 알콜, 음료 등의 지나친 섭취가 동맥경화를 일으키기 쉽다. 이것은 혈액중에 중성지방이 증가되기 때문이다. 특히 설탕은 과당이나 포도당으로 되어 있기 때문에 체내에서의 분해 흡수가 용이함으로 곡물에 비해 중성지방을 늘리기 쉽다.

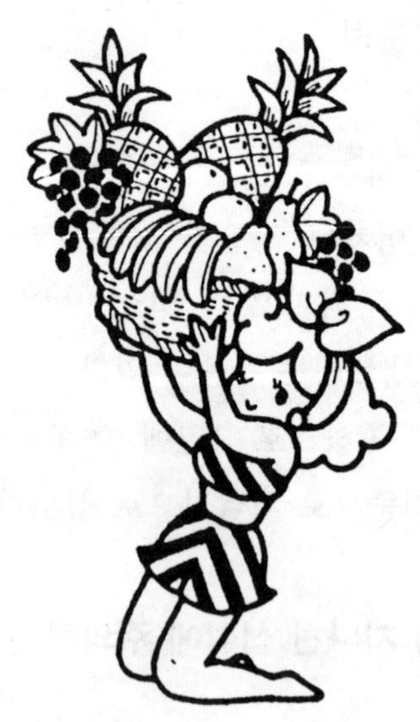

판권
본사
소유

현대가정의학시리즈-26

심장병 예방과 치료 요양식

2013년 9월 15일 재판
2013년 9월 28일 발행

지은이 현대건강연구회
펴낸이 최상일
펴낸곳 태을출판사
주 소 서울특별시 중구 동화동 52-107 동아빌딩내
전 화 02 · 2237 · 5577
팩 스 02 · 2233 · 6166
등 록 1973년 1월 10일   제 4-10호

ISBN   89-493-0417-1 13510

＊잘못 만들어진 책은 잘된 책으로 바꾸어 드립니다.

• **주문 및 연락처**
　우편번호 100-456
　서울특별시 중구 동화동 52-107 동아빌딩내
　전화 02 · 2237 · 5577　**팩스** 02 · 2233 · 6166